Ehrig/Voderholzer
Der gute und erholsame Schlaf

Verlag Hans Huber
Programmbereich Psychologie

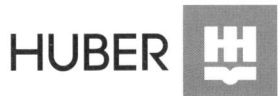

HUBER

Christian Ehrig
Ulrich Voderholzer

Der gute und erholsame Schlaf

Was Sie darüber wissen sollten

Verlag Hans Huber

Programmleitung: Tino Heeg
Lektorat: Sonja Hinte, Bremen
Herstellung: Jörg Kleine Büning
Umschlaggestaltung: Agentur Weiß, Freiburg
Druckvorstufe: punktgenau gmbh, Bühl
Druck und buchbinderische Verarbeitung:
AALEXX Buchproduktion GmbH, Großburgwedel
Printed in Germany

Bibliografische Information der Deutschen Nationalbibliothek
Die Deutsche Nationalbibliothek verzeichnet diese Publikation in der Deutschen National-
bibliografie; detaillierte bibliografische Daten sind im Internet über http://dnb.d-nb.de
abrufbar.

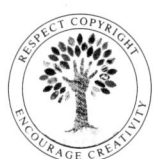

Anregungen und Zuschriften bitte an:
Verlag Hans Huber
Lektorat Psychologie
Länggass-Strasse 76
CH-3000 Bern 9
Tel: 0041 (0)31 300 4500
Fax: 0041 (0)31 300 4593
verlag@hanshuber.com
www.verlag-hanshuber.com

1. Auflage 2014
© 2014 by Verlag Hans Huber, Hogrefe AG, Bern
(E-Book-ISBN [PDF] 978-3-456-95391-5)
(E-Book-ISBN [EPUB] 978-3-456-75391-1)
ISBN 978-3-456-85391-8

Inhalt

Danksagung 10

Einführung 11

1 Wozu brauchen wir Schlaf? 13

1.1 Grundlagen der Schlafsteuerung 13
    1.1.1 Chronobiologie oder die innere Uhr 14
    1.1.2 Sozialer Jetlag 16
    1.1.3 Schlafrhythmen 19
    1.1.4 Hormonelle Steuerung des Schlafs 22
1.2 Warum schlafen wir? – Funktion des Schlafs und Ontogenese 24
    1.2.1 Schlafentzug – Wie verändern sich Körper und Seele,
         wenn wir keinen ausreichenden Schlaf bekommen? 26
    1.2.2 Folgen gestörten Schlafs 27
1.3 Schlaf und Lebensalter 28
    1.3.1 Schlaf im Säuglings- und Kleinkindesalter 28
    1.3.2 Schlafstörungen im Kindesalter 31
    1.3.3 Verhaltensabhängige Insomnie in der Kindheit 32
    1.3.4 Schlafstörungen im Schulalter 33
    1.3.5 Schlafstörungen im Jugendalter 33
    1.3.6 Schlafstörungen bei Erwachsenen 34
    1.3.7 Schlafstörungen im Alter 35
1.4 Bedeutung von Träumen 37
1.5 Schlaf und Gedächtnis 40
1.6 Ein kurzer und einfacher Selbsttest 42

2 Häufigkeit von Schlafstörungen 45

3 Formen und Ursachen von Ein- und
Durchschlafstörungen 47

3.1 Insomnie: Das Problem der Schlaflosigkeit 47
3.2 Stress- und umweltbezogene Schlafstörungen 48

3.3 Burn-out-Syndrom und Schlafstörungen 49

3.4 Körperliche Erkrankungen 51

3.5 Medikamente und Alkohol. 55

    3.5.1 Einfluss von Medikamenten auf die nächtliche Atemfunktion. . . . 56

    3.5.2 Einfluss von Medikamenten auf periodische Beinbewegungen
im Schlaf 57

    3.5.3 Einfluss von Alkohol auf den Schlaf 57

3.6 Psychische Erkrankungen. 58

    3.6.1 Störungen des Schlaf-Wach-Rhythmus. 60

    3.6.2 Störungen des Nachtschlafs (Parasomnien) 61

    3.6.3 Erhöhtes Schlafbedürfnis (Hypersomnien) 64

    3.6.4 Schlafkrankheit (Narkolepsie) 65

    3.6.5 Restless-legs-Syndrom 68

    3.6.6 Idiopathische Hypersomnien. 70

3.7 Chronisches Erschöpfungs-Syndrom (Fatigue-Syndrome) 72

3.8 Schlafstörungen durch organische Erkrankungen 72

3.9 Folgen von Schlafstörungen 73

4. Psychische Komorbidität von Schlafstörungen 75

4.1 Insomnie bei Depressionen 75

4.2 Insomnie bei Suchterkrankungen 76

4.3 Insomnie bei Psychosen 77

4.4 Insomnie bei Demenz 78

4.5 Insomnie bei Angsterkrankungen 79

4.6 Insomnie bei Essstörung. 80

4.7 Insomnie bei Persönlichkeitsstörungen 81

4.8 Insomnie bei Zwangsstörungen 82

4.9 Insomnie bei chronischem Tinnitus 83

4.10 Insomnie bei chronischen Schmerzstörungen 85

5. Wie erkennt man Schlafstörungen? 87

5.1 Probleme ansprechen 87

5.2 Schlaftagebücher 88

5.3 Fragebögen zur Erfassung der Schlafstörung 91

    5.3.1 Pittsburgher Schlaf-Qualitäts-Index (PSQI). 91

    5.3.2 Fragebogen zur Tagesschläfrigkeit (ESS). 92

    5.3.3 Fragebogen zum Syndrom der unruhigen Beine 93

    5.3.4 Fragebogen zur Narkolepsie. 94

5.4 Schlaflabor 94

6. Behandlung von Schlafstörungen 99

6.1 Wie erreicht man einen erholsamen Schlaf? 99
6.2 Schlafhygiene 100
    6.2.1 Wissen über gesunden Schlaf 101
    6.2.2 Eine schlaffördernde Umgebung schaffen (Stimuluskontrolle) ... 102
    6.2.3 Konditionierung 103
    6.2.4 Möglichkeiten der Schlafhygiene 104
    6.2.5 Die Regeln der Schlafhygiene 104
    6.2.6 Probleme bei der Anwendung der Schlafhygiene-Regeln 108
6.3 Die Technik der Stimuluskontrolle 109
    6.3.1 Regeln der Stimuluskontrolle 110
    6.3.2 Probleme der Stimuluskontrolle 111
    6.3.3 Wirksamkeit 112
6.4 Veränderung der Gedanken und Einstellungen
    zum Schlaf (Kognitive Therapie) 113
    6.4.1 Einsatz kognitiver Techniken bei Schlafstörungen 113
    6.4.2 Präventive Techniken 116
    6.4.3 Kognitive Umstrukturierung 117
    6.4.4 Neue Ansätze in der Psychotherapie: Dankbarkeitstraining
       zur Verbesserung des Schlafs 119
6.5 Entspannungsverfahren 120
    6.5.1 Progressive Muskelentspannung 121
    6.5.2 Autogenes Training 123
    6.5.3 Biofeedback 123
    6.5.4 Neurofeedback 124
    6.5.5 Yoga 125
    6.5.6 Meditation 125
    6.5.7 Qui Gong und Tai Chi 126
6.6 Ruhebilder und Fantasiereisen 127
6.7 Verkürzung der Schlafdauer 129
    6.7.1 Vorgehen bei der Schlafrestriktion 129
    6.7.2 Probleme bei der Schlafrestriktion 130
6.8 Therapie von Albträumen 131

**7. Therapie von Schlafstörungen bei Säuglingen, Kindern
und Jugendlichen** 133

7.1 Schlafhygiene für Babys 133
7.2 Schlafhygiene bei Kindern und Jugendlichen 133
7.3 Therapie der Schlafstörung bei Kindern und
    Jugendlichen 135

8. Einsatz von Schlafmedikamenten 139

8.1 Wann sind Medikamente bei Schlafstörungen sinnvoll? 139

8.2 Wie lange werden Schlafmedikamente eingenommen? 140

8.3 Ist es sinnvoll, ein Schlafmittel jede Nacht einzunehmen oder nur
in einzelnen Nächten? 143

8.4 Wann ist der richtige Einnahmezeitpunkt für ein Schlafmittel? 144

8.5 Verursachen alle Schlafmedikamente einen Überhang? 144

8.6 Verschreibungspflichtige Schlafmittel 144

    8.6.1 Z-Substanzen 144

    8.6.2 Benzodiazepine 146

    8.6.3 Antidepressiva 147

    8.6.4 Neuroleptika 148

    8.6.5 Pflanzliche Schlafmittel 148

    8.6.6 Biologische Schlafmittel 149

    8.6.7 Antihistaminika 150

    8.6.8 Chloralhydrat 151

    8.6.9 Neue Entwicklungen 151

9. Schlafstörungen und die Bedeutung des Internets 153

9.1 Hilfreiche Adressen im Internet 153

9.2 Programme für Smartphones 154

9.3 Internetsucht und Schlafstörungen 155

10 Anhang 157

Arbeitsblätter 157

Anleitung zum Ausfüllen des Schlafprotokolls 158

Literatur 179

Literaturempfehlungen für Patienten 179

Literaturempfehlungen für Therapeuten 179

Therapiemanuale für Psychotherapeuten 180

Selbsthilfegruppen, die im Forum Selbsthilfegruppen der DGSM
organisiert sind 181

Hilfreiche Internetadressen 183

Verzeichnis der Abbildungen/Tabellen 185

Register 187

Der Himmel hat den Menschen als Gegengewicht
gegen die vielen Mühseligkeiten des Lebens drei Dinge gegeben:
die Hoffnung, den Schlaf und das Lachen.

Immanuel Kant

Danksagung

Wir bedanken uns ausdrücklich bei Frau Diplom Psychologin Miriam Wree, Frau Diplom Psychologin Marion Hauer, der Lektorin Sonja Hinte und dem Programmleiter des Verlages Herrn Tino Heeg für die uns während der Arbeit zuteil gewordenen Ratschläge, Unterstützung und sehr gute Kooperation.

Einführung

Der Schlaf spielt eine bedeutende Rolle für unser tägliches Wohlbefinden und nimmt in unserem Leben eine besondere Stellung ein. Bei einem gesunden Schlaf fühlen wir uns tagsüber ausgeruht und erholt und unser Körper hat die Möglichkeit, sich selbst zu regulieren und einem individuellen Schlaf-Wach-Rhythmus zu folgen. Wird es aber schwierig, den Schlaf als nützlich und erholsam zu empfinden, zum Beispiel wenn wir nicht ein- und durchschlafen können, die Schlafdauer vermindert ist oder man häufig unter Tagesmüdigkeit leidet, dann stellen sich immer häufiger Fragen über Schlaf und Schlafstörungen.

Wissenschaftliche Schätzungen gehen davon aus, dass zirka fünf bis zehn Prozent der erwachsenen deutschen Bevölkerung unter behandlungsbedürftigen Schlafstörungen leiden. Am häufigsten betroffen sind Frauen zwischen dem 40. und 60. Lebensjahr. Allerdings konsultieren nur etwa 50 Prozent der Patienten mit chronischen Schlafstörungen wegen ihrer Beschwerden einen Arzt. Viele haben Hemmungen, über ihr Schlafproblem zu sprechen, weil sie befürchten, dass ihnen zu schnell ein Schlafmittel verschrieben oder ein psychisches Problem attestiert wird. Gelegentliches nächtliches Aufwachen ist insbesondere bei älteren Menschen normal. Ein Behandlungsgrund liegt erst dann vor, wenn der Betroffene an der Schlafstörung leidet, zum Beispiel weil er tagsüber durch Abgeschlagenheit und Konzentrationsprobleme beeinträchtigt ist.

Schlafstörungen können sich unterschiedlich äußern: Bei der primären Insomnie handelt es sich um eine Störung des Einschlafens, Durchschlafens und/oder eine mangelnde Schlafqualität, die mindestens an drei Tagen in der Woche über einen Zeitraum von einem Monat auftritt. Unter Parasomnien versteht man anfallsartige Ereignisse im Schlaf wie Hochschrecken, Schlafwandeln oder Albträume. Unter Hypersomnien wird eine krankhaft erhöhte Schläfrigkeit tagsüber verstanden. Zur Abklärung von Schlafstörungen sind neben dem vorliegenden subjektiven Leidensdruck und den negativen Auswirkungen auf die allgemeine Funktionsfähigkeit auch körperliche Untersuchungen wichtig, um somatische Ursachen ausschließen zu können.

Unser Buch soll Ihnen einen Einblick in die verschiedenen Formen von Schlafstörungen geben und Ihnen dabei helfen, mit möglichst einfachen Mitteln wieder zu einem erholsamen Schlaf zu finden. Neben Anleitungen zur Schlafhygiene finden Sie auch einen Überblick über konkrete therapeutische Schritte, die Sie am besten mit Unterstützung eines Schlafmediziniers (Somnologen) oder ärztlichen oder psychologischen Psychotherapeuten gehen. Außerdem haben wir Ihnen wichtige Internetseiten, Adressen von Selbsthilfegruppen, aber auch Fach- und laienverständliche Literatur zusammengestellt.

Wir wünschen Ihnen viel Spaß und Entspannung bei der Verbesserung Ihres Schlafs!

Dr. Christian Ehrig   *Prof. Dr. U. Voderholzer*

1 Wozu brauchen wir Schlaf?

1.1 Grundlagen der Schlafsteuerung

Das Leben eines Menschen ist von unterschiedlichen zeitlichen Rhythmen geprägt: dem immer präsenten Wechsel zwischen Tag und Nacht, dem Wechsel der Jahreszeiten, dem Mondzyklus oder auch dem Wechsel der Gezeiten. Am besten erforscht sind die zirkadianen Rhythmen (Tageszyklen), die den Menschen unmittelbar betreffen und offensichtlicher sind als beispielsweise die Jahreszyklen.

Bei fast allen Lebewesen können Einflüsse zum Beispiel auf den Stoffwechsel durch rhythmische Wechsel im Tagesverlauf nachgewiesen werden. Im Gehirn von Säugetieren, also auch beim Menschen, finden sich kleine Zentren oder Kerne, die mit der visuellen Wahrnehmung des Lichts gekoppelt sind. Über der Kreuzung der Sehnerven liegt bei Wirbeltieren der Nucleus suprachiasmaticus und darüber die Zirbeldrüse (Epiphyse). Letztere produziert das Hormon Melatonin, das auch gelegentlich als Medikament bei bestimmten Formen von Schlafstörungen, wie dem Jetlag, eingesetzt wird.

Der Jetlag ist ein gutes Beispiel dafür, wie bei Fernreisen über mehrere Zeitzonen hinweg die innere Uhr immer mehr von den vorgegebenen biologischen Rahmenbedingungen abweicht. Mit der Zunahme der Schichtarbeit, mehr Lebens- und Arbeitszeit in geschlossenen Räumen entsteht ein zunehmender Lichtmangel, der zu Energielosigkeit, Schlaf- und Essstörungen bis hin zu schweren Depressionen führen kann. Die Lichtintensität in Zimmern beträgt selten mehr als 500 Lux; in der Natur liegt sie selbst bei bedecktem Himmel bis zu 8 000 Lux und erreicht bei strahlendem Sonnenschein bis zu 10 000 Lux. In nördlichen Ländern wie Norwegen oder Schweden wird daher inzwischen die Lichttherapie gegen die Winterdepression als wirksam anerkannt.

Der Mensch ist also biologisch nicht dafür geschaffen, täglich acht bis zwölf Stunden im Büro vor einem PC zu sitzen oder im Flugzeug um die halbe Welt zu reisen. Er ist eher darauf eingestellt, an frischer Luft und bei Sonnenschein oder Regen seiner Arbeit im Freien nachzugehen. Da wir uns mit unserem westlichen Lebensstil jedoch immer weiter von diesem naturnahen Leben wegentwickelt haben, werden die Erkenntnisse der Chronobiologie für den Menschen immer wichtiger.

1.1.1 Chronobiologie oder die innere Uhr

Die Chronobiologie erforscht die zeitlichen Rhythmen, die jedem Lebewesen biologisch vorgegeben sind.

Dass unter Ausschluss des Sonnenlichts gefühlte und gelebte Zeit auseinanderklaffen können, war eines der Ergebnisse der Bunkerexperimente in Andechs. In den 1960er- und 1970er-Jahren wurden in der Nähe des oberbayerischen Ortes Andechs Versuche durchgeführt, in denen zum Beispiel ein Student acht Wochen lang ohne Tageslicht freiwillig in einem Bunker lebte. Seine einzige Verbindung zur Außenwelt war ein Telefon, über das er mitteilen konnte, wann er sich schlafen legte bzw. wann er wieder aufwachte. Ein Ergebnis dieser Untersuchung war, dass die «innere Uhr» des Menschen offenbar auch ohne Tages- und Sonnenlicht im Wesentlichen ihren Tagesrhythmus beibehält. Der Rhythmus, der sich dabei zeigte, entsprach nicht exakt dem 24-Stunden-Rhythmus, nachdem unsere Zeiteinteilung funktioniert. Die innere Uhr läuft etwas länger als 24 Stunden. Taktgeber für unseren normalen 24-Stunden-Rhythmus ist das Tageslicht, über das der Tag-Nacht-Rhythmus reguliert und gesteuert wird. Die innere Uhr zeigt dagegen eher einen 24,5-Stunden-Rhythmus.

Dass die innere Uhr nicht genau dem 24-Stunden-Rhythmus entspricht, hängt mit der Toleranzschwelle und den Adaptationsmöglichkeiten, die jedes biologisches System zum Überleben braucht, zusammen. Eine gewisse Flexibilität soll den Menschen davor bewahren, zu starr in seinen Reaktions- und Anpassungsmöglichkeiten an die Umwelt zu sein. Sehr viele Lebensbereiche sind rhythmisch organisiert: Tag und Nacht, Tage, Wochen, Monate, Jahresrhythmen, Fortpflanzungszyklen, Wachsen und Vergehen. Selbst einfache Pflanzen und Lebewesen wissen ohne Kalender, ob es Tag oder Nacht ist oder in welcher Jahreszeit sie sich befinden. In einer ähnlichen Studie wie im Bunker von Andechs wurde nachgewiesen, dass die biologische Uhr bei verschiedenen Menschen sehr unterschiedlich ticken kann. So wiesen einzelne Personen einen Rhythmus von weniger als 24 Stunden auf, andere zeigten dagegen einen verlängerten Rhythmus, der fast 25 Stunden betrug.

Fast jeder kennt unterschiedliche **Chronotypen:** den notorischen Frühaufsteher, auch «Early Bird» oder «Lerche» genannt. Dieser Typ lebt relativ synchron nah an der 24-Stunden-Echtzeit. Er wacht früh leicht auf, allerdings erschöpf er abends, wenn es etwas später wird, sehr schnell. Zu diesem Zeitpunkt starten die sogenannten Nachteulen durch. Sie sind abends «nicht tot zu kriegen», kommen dafür aber morgens kaum «in die Gänge» (**Abbildung 1**). Vor allem die Umstellung auf die Sommerzeit ist für Spättypen ein Problem; sie benötigen meist deutlich länger, um sich an die Zeitumstellung anzupassen. Welcher Chronotyp man ist, hängt nicht von der Dauer des Schlafs ab. Frühtypen kommen nicht mit weniger Schlaf aus als Spättypen, und diese sind nicht automatisch Langschläfer. Äußere Rahmenbedingungen, die auf diese Veranlagungen keine Rücksicht nehmen, wie früher Schul- oder Arbeitsbeginn, führen dazu, dass ein Teil der Bevölkerung ständig gegen seine innere Uhr und damit Veranlagung lebt.

Der Chronotyp wird von der Taktverschiebung der inneren Uhr bestimmt, die biologisch vererbt und vorgegeben ist. Da Kinder bis zum Alter von drei Jahren die Uhr noch nicht lesen können, fehlt ihnen auch die Orientierung an den sozialen Rhythmen. Sie leben ihren eigenen Rhythmus und bekommen erst im weiteren Lebensverlauf den Rhythmus der Eltern, der Schule usw. anerzogen. Der Chronotyp verändert sich im Verlauf der Lebensphasen und gilt daher immer nur in einer Altersstufe. Jugendliche sind die spätesten Chronotypen der Gesellschaft; ab dem 30. Lebensjahr wird der Rhythmus dann wieder etwas früher.

Die Gewohnheiten und Bedürfnisse der verschiedenen Chronotypen finden in der Gesellschaft praktisch jedoch keine Berücksichtigung. Die

Morgentyp („Lerche")	Abendtyp („Eule")
• wacht morgens leicht auf und ist sofort aktiv und leistungsfähig • ist oft auch ohne den Wecker bereits wach, nicht mehr schläfrig und hat keine Probleme mit dem Aufstehen • hat morgens Appetit • geht am Wochenende meist ungefähr zur selben Zeit zu Bett wie unter der Woche • erschöpft abends sehr schnell, ist den Abend über schläfrig und geht vergleichsweise früh zu Bett	• braucht morgens lange, um wirklich wach zu werden • ist unbedingt auf den Wecker angewiesen, um aufzuwachen und hat dann trotzdem Schwierigkeiten mit dem Aufstehen • fühlt sich die erste Zeit nach dem Aufstehen noch schläfrig • hat morgens eher wenig Appetit • geht am Wochenende oft deutlich später zu Bett als unter der Woche • ist abends aktiv und leistungsfähig

Abbildung 1: Morgen- und Abendtyp

sozialen Normierungen und Vorgaben lassen sich am besten an den Stromverbrauchskurven der Energiekonzerne ablesen. Sie sind das Abbild der pulsierenden Gesellschaft und ihrer verschiedenen Rhythmen.

Merke

Als Chronobiologie wird die Rhythmik der «inneren Uhr» eines Menschen bezeichnet, die auch mehr oder weniger als 24 Stunden betragen kann. Es gibt unterschiedliche Chronotypen, wie die frühaktiven sogenannten «Lerchen» und die spätaktiven «Nachteulen». Der innere Rhythmus kann sich mit dem Alter verändern.

1.1.2 Sozialer Jetlag

Die Diskrepanz zwischen der inneren biologischen Uhr und der äußeren sozialen Taktung wird als sozialer Jetlag bezeichnet. Die Gefahren und Folgen des sozialen Jetlags nehmen in der modernen Informationsgesellschaft eher zu als ab. In der globalisierten Wirtschaft stören starre Rhythmen, da erwartet wird, dass jeder jederzeit schnell verfügbar und ständig erreichbar ist. Damit bleibt jedoch für Pausen und Ruhephasen sowie den wichtigen Wechsel zwischen aktiven und passiven Zeiten kein Raum. Wir sind auf dem Weg zur «Stand-by»-Gesellschaft, in der nicht nur die Geräte, sondern auch Menschen ständig einsatzbereit sind.

Der früh aufstehende Spättyp oder der spät arbeitende Frühtyp fühlen sich beide, als ob sie täglich die Sommerzeit-Umstellung oder einen Flug nach London verkraften müssten. Je mehr der Einzelne von den Bedürfnissen seiner inneren Uhr abweicht, umso größer wird sein Schlafdefizit. Dass eine Gesellschaft nicht gut daran tut, ständig gegen die innere Uhr zu leben, zeigt sich deutlich in verschiedenen Unfallstatistiken (**Abbildung 2**). Sekundenschlaf durch Übermüdung ist dabei eine teure volkswirtschaftliche Fehlprogrammierung. Zwei Drittel der Autounfälle, aber auch viele große Katastrophen passieren nachts. Als Ursache wird meist «menschliches Versagen» angegeben. Richtig wäre jedoch, als Ursache sozialer Jetlag zu nennen.

Wir verdichten unsere Arbeit und schalten auf Gleichzeitigkeit um. Wir tun dabei immer mehr zur gleichen Zeit und technische Geräte ermöglichen ein permanentes Arbeiten ohne Pausen und Abstand zu anderen Aktivitäten und Aufgaben. Der Wechsel zwischen Anfängen und Enden bei Übergängen von einer Aufgabe zur anderen, von Pausen und Stille und Innehalten entfällt in der Gesellschaft zunehmend.

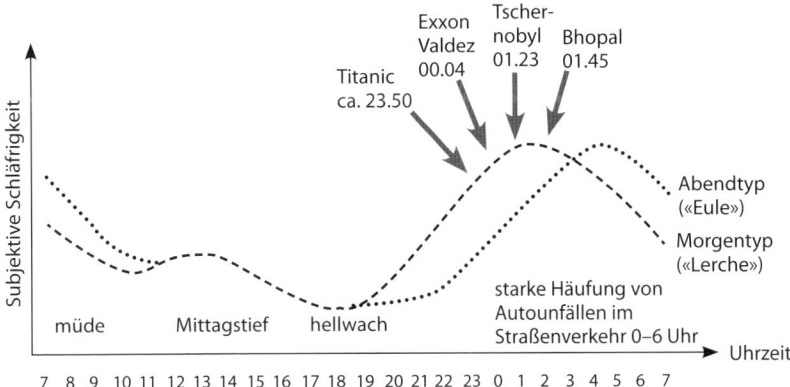

Abbildung 2: Schläfrigkeit im Tagesverlauf: Zeitpunkte historischer Katastrophen

Der Grund für die Auflösung der natürlichen Rhythmen liegt in dem ständigen Zwang zur Beschleunigung. Die Wachstumsraten in der Wirtschaftswelt können nur durch zunehmende Beschleunigung oder Verdichtung der Arbeitszeit und -prozesse erreicht werden. Nachdem der Zuwachs über Schnelligkeit und Beschleunigung weitestgehend ausgereizt ist, kann jetzt nur noch über Zeitverdichtung und Gleichzeitigkeit von Aufgaben und Prozessen ein weiterer Wirtschaftszuwachs erreicht werden. Gleichzeitigkeit bedeutet, dass mehr Aufgaben in der gleichen Zeit bearbeitet werden und über diese Verdichtung der Arbeitsprozesse auf die natürliche Rhythmik der Arbeits- und Lebensprozesse keine Rücksicht genommen wird und sie zunehmend aufgelöst werden. Mit der Auflösung der rhythmischen und sicherheitsgebenden Strukturen, zum Beispiel durch Schicht- oder Sonntagsarbeit, wird der Mensch immer mehr von den sozialen Rhythmen abgekoppelt.

Dieser Prozess kann jedoch auch Chancen für den Einzelnen bieten, besser nach seinem Chronorhythmus zu leben. Arbeitsangebote wie Gleitzeit beinhalten diese Möglichkeit durchaus. Wir wissen jedoch oft zu wenig über unseren eigenen Rhythmus, achten nicht genügend darauf und trainieren uns stattdessen in der Anpassung an die vorgegebenen Arbeitsrhythmen. Der Mensch sucht nach der Sicherheit der Standardisierung, die ihm der regelmäßig morgens klingelnde Wecker geben soll oder die im Vorabendprogramm laufenden Fernsehserien. Beides gibt scheinbar Sicherheit im Wochenablauf und damit Entlastung von kollektiven Rhythmen.

Die Gefahr der Auflösung gilt auch für die familiären Strukturen, die sich klassischerweise um gemeinsame Mahlzeiten organisieren. Wenn jedes Familienmitglied seinen eigenen Rhythmus lebt und es keine gemeinsamen Essenszeiten mehr gibt, gibt es de facto auch kein Familiengefühl und bald auch kein Familiengefüge mehr. Gerade Kinder benötigen die Sicherheit fester Rituale und Rituale erfordern Zeit. Damit werden sie unter Umständen in einer Welt, deren höchster Wert Effektivität ist, zu «Beschleunigungsbremsen». Das Gleiche gilt auch für ältere Menschen.

Dass wir uns von den natürlichen Rhythmen entkoppeln, unser Leben beschleunigen und verdichten, führt paradoxerweise nicht dazu, dass wir mehr mehr Zeit zur Verfügung haben. Obwohl wir immer schnellere Autos fahren und immer leistungsfähigere Computer benutzen, die viele Aufgaben gleichzeitig erledigen können, bleibt das subjektive Gefühl der fehlenden Zeit bestehen und breitete sich sogar immer mehr aus. In seinem 1974 veröffentlichten Buch berechnete der Philosoph Ivan Illich, dass sich ein typischer amerikanischer Mann seinem Auto, das gut 150 km/h schnell fahren kann, mehr als 1 600 Stunden im Jahr widmet. Er sitzt darin, während es fährt und während es stillsteht. Er parkt es und sucht es wieder auf. Er verdient das Geld, um die Anzahlung zu leisten und die monatlichen Raten zu tilgen. Er arbeitet, um das Benzin, das Wegegeld, die Versicherung, die Steuern und die Strafzettel zu bezahlen. Er verbringt vier seiner sechzehn wachen Stunden auf der Straße oder damit, die Mittel für den Betrieb des Autos zu beschaffen. Im Ergebnis dieses Zeitaufwands schafft er es, sich mit dem Auto durchschnittlich 7 500 Meilen fortzubewegen. Damit erreicht er eine Durchschnittsgeschwindigkeit von weniger als fünf Meilen pro Stunde. In Ländern, in denen eine vergleichbare Autoindustrie fehlt, bewegen sich die Menschen aus eigener Kraft in der gleichen Geschwindigkeit, wenden für den Verkehr aber nicht 28 Prozent, sondern nur drei bis acht Prozent ihres Zeitbudgets auf.

Durch die Verdichtung der Zeit, die Gleichzeitigkeit, die Beschleunigung, aber wohl auch durch eine falsche Werteorientierung verlieren wir auch den Bezug zu unseren Mitmenschen. Niemand kann mehr richtig warten. Während wir in der Warteschlange stehen, telefonieren wir, surfen im Internet oder hören zumindest Musik über unseren MP3-Player. Statt uns mit dem Nachbarn zu unterhalten und Kontakt aufzunehmen, lenken wir uns ab. Auch die alte Kunst des Müßiggangs ist kulturell gesehen in der Vergangenheit verschwunden. Ein Flaneur gehört zu einer nicht mehr existenten und ausgestorbenen Lebensart. Die Achtsamkeit und Wahrnehmung für die Umgebung zu schärfen und nicht den Kontakt und Bezug zur Umwelt zu verlieren, sollte daher Aufgabe jedes Menschen sein. Die Psychotherapie hat die Kraft und die Bedeutung der Achtsamkeit für die psychische Gesundheit in letzter Zeit wiederentdeckt. Durch Meditation oder Gebete in der Stille innerlich zur Ruhe zu kommen, ist letztlich Teil einer sehr alten Menschheitsweisheit, wie sie vielen Weltreligionen inhärent ist.

Im Alltag geht es darum, wieder Pausen und Ruherituale in den Lebensrhythmus einzufügen. Dabei geht es vor allem um Entschleunigung, wohl zuallererst in der Berufswelt. Das fängt bei der Gestaltung der Mittagspause an. Diese ist inzwischen fast überall auf 30 Minuten reduziert und von Führungskräften wird selbstverständlich erwartet, dass sie auch in den Pausen permanent per Handy erreichbar sind. Chronobiologen sehen allerdings die Produktivität nicht gefährdet, wenn mehr Pausen im Arbeitsprozess eingelegt werden und es mehr Wechsel im Arbeitstempo gibt. Die Identifikation der Arbeitnehmer mit ihrer Firma nimmt eher zu, wenn eine Institution den Arbeitnehmer nicht nur belastet und fordert, sondern auch entlastet. Auch Zeitsoziologen wünschen sich mehr Flexibilität in der Zeitgestaltung. Die Wahrnehmung dafür, dass es bei Arbeitsprozessen nicht nur langsam und schnell gibt, sondern zahlreiche Variationsmöglichkeiten und Zwischenstufen, sollte geschärft werden.

Merke

Als sozialer Jetlag wird die Diskrepanz zwischen dem inneren chronobiologischen Rhythmus eines Menschen und der sozialen Taktung, die ihm von außen vorgegeben wird, bezeichnet. Durch die Einflüsse der modernen Gesellschaft entkoppeln wir uns tendenziell immer weiter von unserer natürlichen Rhythmik.

1.1.3 Schlafrhythmen

Der Schlaf ist von einer rhythmischen Struktur mit einem 90-Minuten-Wechsel, der als ultradianer Rhythmus bezeichnet wird, gekennzeichnet. Der erste Schlafzyklus, der nach dem Einschlafen mit dem Stadium 1 beginnt, über die Stadien 2 bis 4 verläuft, um dann in der ersten REM-Phase zu enden, ist von viel Tiefschlaf und wenig REM-Schlaf geprägt. Der Tiefschlafanteil nimmt im Verlauf der Nacht ab, die REM-Schlaf-Phasen, in denen neben charakteristischen EEG-Wellen im Schlaflabor die sogenannten schnellen Augenbewegungen (englisch: rapid eye movements) beobachtet werden können, werden länger. Vor allem um die REM-Schlafphasen zeigt sich relativ häufiges nächtliches Aufwachen; auch die meisten Träume fallen in diese Phasen. In mehreren Studien zeigten sich im Mittel über die Nacht vier Aufwachreaktionen pro Stunde, somit bei sieben Stunden Schlaf 28 kurzfristige Wachphasen. Die Erinnerung daran hängt jedoch von der Länge der jeweiligen Wachphase ab; als Minimum für morgendliche Erinnerungen werden drei Minuten Wachsein angegeben. Somit sind nächtliche Wachphasen von weniger als drei Minuten am nächsten Morgen vergessen, an längere Wachphasen erinnert man sich. Gleiches gilt für das Erinnern von Träumen.

Die äußerlichen Charakteristika von Schlaf sind einfach zu beschreiben: Ein Schlafender ist ruhig, meistens entspannt, in liegender Position, seine Wahrnehmung ist reduziert, jedoch nicht ganz auf Null gestellt. Im Schlaf nehmen wir also lediglich weniger wahr, unser Bewusstsein ist zwar verändert, aber doch aktiv. Es finden rhythmisch klar strukturierte Erholungs- und Lernprozesse statt. Bekannt ist, dass Schlaf ein hochaktiver, dabei variabel verlaufender Prozess ist. Entsprechend der Registrierungen in der Polysomnografie mittels Elektroenzephalogramm (EEG), Elektromyogramm (EMG) und Elektrookulogramm (EOG) wird der Schlafverlauf in **fünf Stadien** eingeteilt (Tabelle 1). Die Schlafstadien 1 bis 4 unterscheiden sich im Wesentlichen nur durch ihre EEG-Muster. Die Schlafstadien 3 und 4 werden auch als Tief- oder Deltaschlaf bezeichnet. Während des Tiefschlafs ist der Schlafende schwer aufzuwecken. Das 5. Stadium ist das sogenannte REM-Stadium. Es ist definiert durch schnelle Augenbewegungen und eine völlige Entspannung der Haltemuskulatur. Entgegen dem äußeren Anschein ist der Schlaf ein hochaktiver Prozess, wenngleich bei veränderter Bewusstseins- und Aktivitätslage. Schlaf ist kein monotoner Zustand, vielmehr ändert er sich ständig in charakteristischem, oben genanntem Muster. Während des Schlafens können die auf Regeneration ausgerichteten Körperfunktionen wie Verdauungsvorgänge und Hormonausschüttung maximal tätig sein. Die auf Leistung ausgerichteten Aktivitäten wie der Kontakt zur Umwelt sind in diesem Zeitraum deutlich reduziert. Während der Nacht sind sowohl die äußeren Bedingungen (Dunkelheit, Kälte) als auch die inneren, durch die biologischen Rhythmen vorgegebenen (geringe Leistungsfähigkeit, Kreislauflabilität, Müdigkeit) dazu geeignet, äußere Aktivität zu reduzieren und die Zeit für Erholung und Regeneration zu nutzen.

Tabelle 1: Schlafstadien bei Erwachsenen

Stadium	Wach-zustand	1. Schlaf-stadium (N1)	2. Schlaf-stadium (N2)	Tiefschlaf (N3)	REM-Schlaf
% Anteil vom Gesamt-schlaf	5–10%	5–10%	50%	10–25%	15–25%
Augen-muskeln (EOG)	schnelle Augenbe-wegungen	langsame Augenbe-wegungen	keine Bewegung	keine Bewegung	schnelle Augenbe-wegungen
Kinn-muskeln (EMG)	abwechseln-de Muskel-spannung	geringe Muskel-spannung	geringe Muskelspan-nung	geringe Muskelspan-nung	keine Muskel-spannung, Zuckungen möglich
Hirn-strom-wellen (EEG)	Alphawellen (8–13 Hz), Betawellen (15–35 Hz)	Alpha-, Beta-, Thetawellen (4–7 Hz)	Schlaf-spindeln (12–14 Hz) K-Komplexe	Deltawellen (1–4 Hz) mindestens 20%	Beta-Muster, Alpha-, Thetawellen

Die Schlafstadien 1 bis 4 werden auch als Non-REM-Schlaf bezeichnet. Der REM-Schlaf unterscheidet sich derart deutlich vom NREM-Schlaf, dass eine Unterteilung in Schlafen und Wachen als zu grob erscheint und eine Dreiteilung in REM-Schlaf, NREM-Schlaf und Wachen zutreffender ist. Der Anteil der Schlafstadien bei einem gesunden Schläfer beträgt für die Schlafstadien 1 und 2 55 bis 60 Prozent, für die Stadien 3 und 4 15 bis 25 Prozent, für das REM-Stadium 20 bis 25 Prozent der Gesamtschlafzeit.

Die Schlafdauer Erwachsener kann erheblich variieren und zwischen 5 und 10 Stunden betragen. Im Mittel findet sich für Deutschland ein Wert von etwa 7 Stunden. Der durchschnittliche Deutsche schläft zwischen 23:04 Uhr und 06:18 Uhr und braucht 15 Minuten zum Einschlafen. Langschläfer schlafen länger als 9½ Stunden, Kurzschläfer weniger als 6½ Stunden und sind damit ausgeschlafen. Neuere Studien deuten jedoch darauf hin, dass Kurz- und Langschläfer ein erhöhtes Morbiditäts- und Mortalitätsrisiko tragen.

Bei der Veränderung der Schlafdauer spielt neben dem Älterwerden auch die Jahreszeit eine Rolle. Im Winter wird mehr geschlafen als im Sommer. Aber auch das Geschlecht ist von Bedeutung, denn Frauen schlafen länger als Männer. Normaler Bestandteil unseres physiologischen Schlaf-Wach-Verhaltens ist auch das sogenannte Mittagstief zwischen 13:00 und 14:00 Uhr. In dieser Zeit ist das Schlafbedürfnis verstärkt und nach einem kurzen Mittagsschlaf, der optimalerweise 10 bis maximal 30 Minuten dauern sollte, sind Leistungsfähigkeit und Befindlichkeit wieder deutlich verbessert. Patienten mit Einschlafstörungen sollten allerdings einen möglichst kurzen Mittagsschlaf halten, da sonst der nächtliche Schlafbedarf und Schlafdruck reduziert werden können.

Merke

Der Schlaf folgt einer bestimmten Rhythmik und ist von häufigen kurzen Wachphasen unterbrochen, die aber später nicht mehr erinnert werden. Der Schlafverlauf wird in fünf Stadien (Einschlafphase 1 bis Tiefschlaf 4 und REM-Schlaf) eingeteilt, die sich drei- bis fünfmal pro Nacht wiederholen. Diese fünf Schlafstadien lassen sich wiederum unter der Einteilung in REM-Schlaf und NREM-Schlaf subsumieren. Die Schlafrhythmik eines Menschen variiert abhängig von Jahreszeit, Alter und Geschlecht. ∎

1.1.4 Hormonelle Steuerung des Schlafs

Hormone sind wichtige Botenstoffe des Körpers, die an der Regulation zahlreicher lebenswichtiger Prozesse beteiligt sind. Sie werden vom Körper selbst in verschiedenen Drüsen produziert. Der Schlaf-Wach-Rhythmus ist neben dem Hell-Dunkel-Wechsel eng gekoppelt an die ebenfalls rhythmische Ausschüttung bestimmter Hormone. Zu den wichtigsten Hormonen, die an dieser Regulation beteiligt sind, gehören das Wachstumshormon als «Erholungshormon» bzw. Cortisol als sein Gegenspieler und sogenanntes Stresshormon. Bekannt geworden ist Melatonin, da es teilweise auch als Medikament eingesetzt wird. Des Weiteren sind Sexualhormone wie Testosteron und Prolaktin in den Tag-Nacht-Rhythmus eingebunden.

Wachstumshormon

Die Ausschüttung des Wachstumshormons erfolgt vor allem im ersten Teil der Nacht und ist eng an den Tiefschlaf und die erste Non-REM-Phase gekoppelt. Der Grund für diese enge Kopplung ist nicht vollkommen geklärt.

Cortisol (Stresshormon)

Die deutlichste zirkadiane Rhythmik in der Sekretion zeigt Cortisol, das von der Nebennierenrinde sezerniert wird. Gemessen wurden diese Veränderungen durch die regelmäßige Abnahme von kleinen Blutproben im Abstand von 15 Minuten bei Versuchspersonen (**Abbildung 3**). In den frühen Morgenstunden steigt der Cortisolspiegel deutlich an, um gegen 11.00 Uhr seinen Höhepunkt zu erreichen. Während des Nachmittags und Abends fällt der Cortisolspiegel allmählich ab, bis er gegen Mitternacht seinen Tiefpunkt erreicht. Dieser Rhythmus ist unabhängig vom Schlafverhalten einer Person.

Melatonin

Die Sekretion von Melatonin ist nicht in erster Linie vom Schlaf oder Schlafverhalten abhängig, sondern vom Hell-Dunkel-Wechsel. Helles Licht unterdrückt die Ausschüttung dieses Hormons. Als einziges Hormon

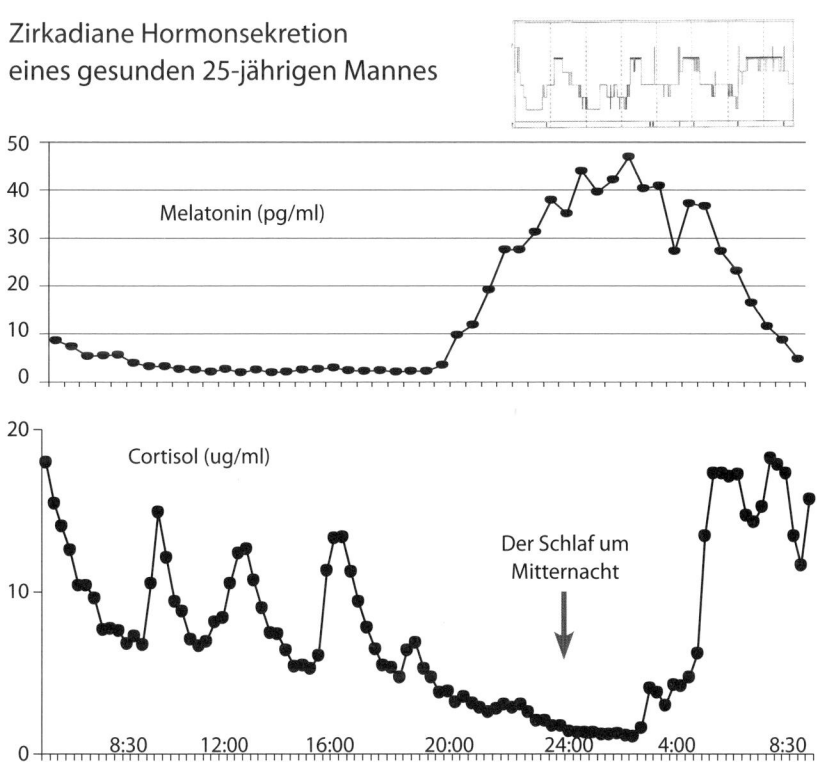

Abbildung 3: Zirkadiane Hormonsekretion eines gesunden 25-jährigen Mannes

findet Melatonin auch als Medikament bei speziellen Schlafstörungen Verwendung.

Testorsteron

Auch beim Testosteron zeigt sich ein Sekretionsgipfel während des Schlafs. Testosteron ist für den Muskelaufbau und die Spermienproduktion wesentlich. Unter Schlafentzug ist die Testosteronausschüttung deutlich reduziert, erholt sich aber wieder bei normalem Schlafverhalten. Im REM-Schlaf zeigen sich regelmäßig Penisreaktionen beim Mann, die unter anderem für die Differenzialdiagnose zwischen organischer oder psychogener Impotenz genutzt werden. So wird bei einer bestehenden Impotenz, aber vorhandenen Erektionen im REM-Schlaf am ehesten auf eine psychogene Ursache geschlossen.

Leptin und **Ghrelin** regulieren als Gegenspieler die Nahrungsaufnahme. Während Leptin in der Nacht dafür sorgt, dass man keinen Hunger verspürt, steuert Ghrelin das Hungergefühl am Morgen und im Tagesverlauf.

Auch das Immunsystem steht in enger Beziehungen zum Schlaf. So wird bei Erkrankungen, die mit Fieber oder einer erhöhten Körpertemperatur einhergehen, vermehrt geschlafen. Ein wichtiger Vermittler für diesen Umstand scheint Interleukin-1 zu sein. In diesem Zusammenhang wird unter anderem vermutet, dass chronische Schlafstörungen zu einer Schwächung des Immunsystems beitragen können.

Merke

Viele Hormone sind eng mit dem Schlaf-Wach-Rhythmus gekoppelt und erfüllen dabei unterschiedliche Aufgaben, die einerseits der Aktivierung, andererseits der Erholung des Körpers dienen.

1.2 Warum schlafen wir? – Funktion des Schlafs und Ontogenese

Die meisten Wissenschaftler sind der Ansicht, dass Schlaf zur Regeneration des Körpers und zur «Formatierung» gebraucht wird. Schlafen wir zu wenig oder überhaupt nicht, werden die am Tag wahrgenommenen Sinnesreize und Gefühle nicht verarbeitet und nicht in den vorgesehenen Speicherregionen des Gehirns abgelegt. Schlafmangel und Schlafentzug sind daher nicht nur Ursachen für Fehler, sondern auch die schlimmsten Feinde des Gehirns und des Körpers.

Die durchschnittliche Schlafzeit Erwachsener hat in den vergangenen einhundert Jahren deutlich abgenommen. Vor dem Ersten Weltkrieg schliefen die Menschen im Durchschnitt neun Stunden pro Nacht, in den 1980er-Jahren waren es etwa acht Stunden, heute sind es laut einer Studie aus dem Jahr 2008 nur noch 7,14 Stunden. Ein Drittel der in dieser Studie Befragten klagt über chronische Müdigkeit.

In jedem Menschen laufen gleichzeitig verschiedene innere Uhren ab. Die meisten ticken in einem bestimmten Zyklus wie ein gewöhnlicher Zeitmesser. Mehr als einhundert biologische Uhren regeln nicht nur hormonelle oder immunologische Veränderungen und Prozesse, sondern auch kleine Sekundenzyklen wie Augenblinzeln und Atmung bis hin zu jahreszeitlichen Kreisläufen bei der Fettspeicherung. Die meisten dieser Zyklen sind jedoch zirkadian angelegt, das heißt sie wiederholen sich etwa alle 24 Stunden. Die Haupt-Uhr des Gehirns ist eine Ansammlung von Nervenzellen, der sogenannte suprachiasmatische Nukleus, kurz SCM. Der natürliche Zyklus dieser inneren Uhr beträgt rund 25 Stunden und wird vor allem durch die Sonne auf 24 Stunden täglich «justiert». Auch durch die geschlossenen Augen gelangen die Lichtimpulse in die optischen Fasern des Sehnervs und signalisieren damit den Beginn des Tageszyklus. Gleichzeitig hemmt das Licht die Ausschüttung des Schlafhormons Melatonin in der Zirbeldrüse. Mit diesem Zyklus der Haupt-Uhr stimmt auch die tägliche Temperaturschwankung des Körpers überein. Beim gesunden Menschen ist die Körpertemperatur am niedrigsten, wenn die Melatoninausschüttung ihren Höhepunkt erreicht – also abends. Beispielsweise aus militärischen Gründen gibt es Forschungsansätze, die versuchen, diesen 25-Stunden-Rhythmus zu manipulieren und das Schlafbedürfnis deutlich zu senken. Insbesondere die US-Army experimentiert sehr häufig mit Schlafentzug.

Merke

Die Hauptfunktion des Schlafs besteht neben der physischen Regeneration in einer Verarbeitung der am Tag gewonnenen Eindrücke. Die durchschnittliche Schlafdauer erwachsener Deutscher lag 2008 nur noch bei 7 Stunden und 14 Minuten, während sie Anfang des 20. Jahrhunderts noch 9 Stunden betrug. Unsere innere Rhythmik weist eine Periodenlänge von 25 Stunden auf, Licht fungiert dabei als Zeitgeber und justiert den Tagesablauf auf 24 Stunden. ▪

1.2.1 Schlafentzug – Wie verändern sich Körper und Seele, wenn wir keinen ausreichenden Schlaf bekommen?

Menschliches Leben ist ohne Luft, Wasser und Nahrung nicht möglich. Genauso wichtig ist jedoch auch der Schlaf. Ohne Sauerstoff stirbt ein Mensch nach durchschnittlich fünf Minuten. Bekommen wir kein Wasser, tritt nach spätestens vier bis fünf Tagen der Tod durch Austrocknung ein. Ohne Nahrung können wir bis zu 60 Tage überleben. Wachbleiben wird allerdings schon nach 10 bis 14 Tagen tödlich. Nach 96 Stunden gilt Schlafentzug als Folter, denn spätestens zu diesem Zeitpunkt haben alle körperlichen und psychischen Reaktionen zu massiven Störungen der Persönlichkeit, der Psyche, aber auch der Körperfunktionen geführt. Ab diesem Zeitpunkt können Langzeitfolgen wie dauerhafte Schlafstörungen, aber auch Persönlichkeitsveränderungen eintreten.

Zu Beginn des Schlafentzugs tritt ganz harmlos große Müdigkeit auf. Typischerweise setzt diese nachts zwischen 3:00 und 5:00 Uhr in der ersten schlaflosen Nacht ein. Verschiedene Botenstoffe, die vom Gehirn ausgeschüttet werden, signalisieren dem Körper, dass jetzt Schlaf benötigt wird. Wenn diese Phase überwunden ist, beginnt der eigentliche Schlafentzug. Zunächst aber täuscht oft ein Gefühl der Euphorie über die Schwäche und das Schlafbedürfnis hinweg. Der Grund dafür ist, dass das Gefühlszentrum im Gehirn stärker als gewöhnlich durchblutet wird und der Erfolg des Wachbleibens als positiv verbucht wird. Dieses Phänomen wird therapeutisch im Schlafentzug bei depressiven Patienten genutzt. Diese Phase geht schnell vorüber und die körperlichen Auswirkungen machen sich bemerkbar. Schon nach einem Tag sinkt die Körpertemperatur leicht ab, man fühlt sich unterkühlt, der Herzschlag ist beschleunigt, das Immunsystem beginnt seine Leistung herunterzufahren, indem es weniger weiße Blutkörperchen produziert. Bei Einbruch der zweiten Nacht ohne Schlaf nehmen die physiologischen Effekte des Entzugs weiter zu. Reaktionszeit und Körperbeherrschung sinken auf ein Niveau, als habe man 0,85 Promille Alkohol im Blut, und der Blutdruck steigt. Nach gut zwei Tagen setzt für Muskeln und Gehirn eine deutliche Erschöpfungsphase ein. Es treten erstmals sogenannte Mikroschlafzustände auf, die auch als «Sekundenschlaf» bekannt und gefürchtet sind. Diese Zustände dauern anfangs nur ein bis drei Sekunden, Testpersonen bestreiten aber so gut wie immer, geschlafen zu haben, obwohl das EEG mit der Aufzeichnung der Hirnströme den Schlaf klar dokumentiert hat. Das Gehirn erzwingt quasi eine kurze Erholungsphase, der Betroffene schläft mit offenen Augen; dies ist ein Zeichen dafür, dass Körper und Gehirn die Folgen des Schlafentzugs nicht mehr ausbalancieren können. Dauert der Schlafentzug an, produziert das Gehirn immer mehr Fehler. Probanden aus Schlafentzugsexperimenten berichten von von Euphorie-Ausbrüchen, bewusstseinsverändernden Erlebensweisen wie auf einem Drogentrip, aber auch von deutlichen Verhaltensänderungen mit zunehmender Gereiztheit und Aggressivität.

Merke

Schlaf ist überlebensnotwendig für den Menschen. Bereits nach einem Tag ist eine Reduktion verschiedener Körperfunktionen zu beobachten. Nach 96 Stunden Schlafentzug können ernsthafte psychische und physische Schädigungen eintreten. ■

1.2.2 Folgen gestörten Schlafs

Die Folgen von gestörtem Schlaf, Übermüdung und Schlafstörungen werden deutlich unterschätzt. Das Ignorieren biologischer Gegebenheiten trifft in seiner Konsequenz nicht nur den Einzelnen. Übermüdungsbedingte Unfälle verursachen allein in Deutschland zu etwa zehn Milliarden Euro Folgekosten pro Jahr. Allein diese Zahl unterstreicht nicht nur die Bedeutung der biologischen Rhythmen, sondern auch die Notwendigkeit eines gesunden Schlafs, der für die Erhaltung der vollen Leistungsfähigkeit erforderlich ist. Wo dieser Schlaf auf Dauer gestört wird, muss auch mit chronischen Folgeerkrankungen gerechnet werden. Ungenügender Schlaf kann zu Bluthochdruck, Magen-Darm-Erkrankungen, aber auch zu psychischen Erkrankungen wie Depressionen führen. Die Wahrscheinlichkeit, eine Depression zu entwickeln, steigt bei Vorliegen einer chronischen Insomnie um das Vierfache. Nur ein Teil der Schlafstörungen wird diagnostiziert und behandelt. Damit entstehen jährlich indirekte Kosten in Milliardenhöhe, die durch eine angemessene schlafmedizinische Versorgung vermieden werden könnten.

Schlafmangel verändert auch dauerhaft die Gehirnstruktur. Eine Forschergruppe der Universitätsklinik Freiburg hat festgestellt, dass der Hippocampus, der vor allem am Ablauf von Gedächtnisprozessen beteiligt ist, bei Insomnie-Patienten verkleinert ist. Möglicherweise ist dies ein Indiz dafür, dass Schlafmangel das Gedächtnis beeinträchtigt. Aus Studien ist bekannt, dass Patienten mit Schlafstörungen Lerninhalte eines neuen Stoffs nach einer unruhigen Nacht deutlich schlechter erinnern können als Vergleichspersonen ohne gestörten Schlaf. Als Ursache der Hippocampus-Verkleinerung wird chronischer Stress vermutet, wie er durch die Übererregung bei Insomnie-Patienten üblicherweise besteht. Vermutet wird auch ein negativer Effekt des dauerhaft ausgeschütteten Stresshormons Cortisol, das in hoher Konzentration den empfindlichen Hippocampus schädigen kann. Die Studienergebnisse sind allerdings nur eingeschränkt zu verwerten, denn es ist ebenso möglich, dass Menschen, die eine verkleinerte Hippocampus-Region aufweisen, gegebenenfalls ein erhöhtes Risiko für chronische Insomnie haben.

Merke

Gestörter Schlaf und Übermüdung stellen nicht nur eine erhebliche Gefahr im Straßenverkehr dar, sondern können auch zu verschiedenen Folgeerkrankungen führen und in hirnstrukturellen Veränderungen sichtbar werden. ▪

Literatur

Meyer, J. (2011): Das Körper-Experiment: Schlafentzug. Welt der Wunder, Heft 8, S. 90–95

1.3 Schlaf und Lebensalter

Die Schlafdauer, aber auch der Anteil der einzelnen Schlafstadien am Gesamtschlaf eines Menschen variiert im Verlauf des Lebens erheblich. **Abbildung 4** zeigt die typischen Veränderungen der Gesamtschlafdauer.

Aus dieser Darstellung wird deutlich, dass ein Erwachsener oder ein älterer Mensch nur selten den Schlaf eines Babys oder Kleinkindes hat. Neben der Schlafdauer unterscheidet sich auch die Schlafqualität und damit die erlebte Erholsamkeit des Schlafs sehr stark.

1.3.1 Schlaf im Säuglings- und Kleinkindesalter

Eine der wichtigsten Entwicklungsaufgaben, die Kinder bewältigen müssen, ist das Erlernen eines geregelten Ein- und Durchschlafens. Hin und wieder haben alle Kinder Probleme damit. In den ersten sechs Lebensmo-

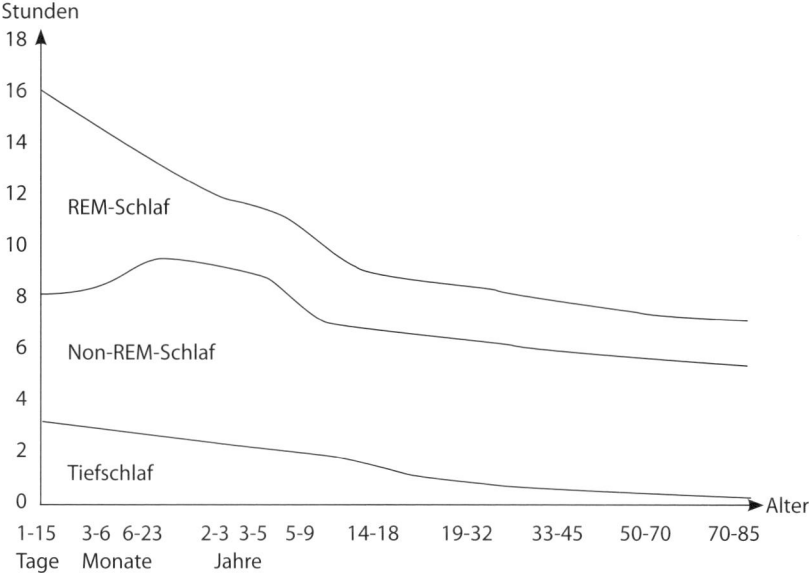

Abbildung 4: Schlaf-Wach-Rhythmik in verschiedenen Altersgruppen

naten ist ein unregelmäßiger Schlafrhythmus noch normal und man spricht deshalb in dieser Zeit nicht von Schlafstörungen. Das nächtliche Aufwachen ist oft Ausdruck der notwendigen häufigen Nahrungsaufnahme. Babys müssen ihren Schlaf-Wach-Rhythmus erst entwickeln.

Gerade in der Kindheit verändert sich der Schlaf ständig und in bestimmten Entwicklungsphasen treten immer wieder meist vorübergehende Problemen rund um den Schlaf auf, die nicht nur den Schlaf des Kindes, sondern auch den der Eltern gehörig durcheinanderbringen können. Solche Schlafprobleme sind daher ein häufiger Vorstellungsgrund bei Kinderärzten.

Durch das biologische Wachstum bedingt, benötigt jedes Kind eine bestimmte Zeit, um sich an eine ausreichende Durchschlafzeit zu gewöhnen. So benötigen Säuglinge im ersten Vierteljahr zirka 15 bis 16 Stunden Schlaf, die sich auf etwa sechs Schlafphasen über den gesamten Tag verteilen (**Tabelle 2**). Bereits hier zeigen sich individuelle Abweichungen vom Durchschnitt. Unterschiede im Schlafverhalten von Kindern sind angeboren und es gibt bereits bei Säuglingen Lang- und Kurzschläfer. Im Verlauf des ersten Lebensjahres nehmen Wachsein und Erleben immer mehr zu und das Schlafverhalten wird regelmäßiger und rhythmischer.

Tabelle 2: Schlafzeiten von Kindern bezogen auf die Lebensmonate und -jahre

Lebensmonate/Lebensjahre	Anzahl der Stunden
bis zu 3 Monaten	16–18
4–5 Monate	14–15
6–12 Monate	13
1.–4. Lebensjahr	12
5.–6. »	11,5
7.–9. »	11
10.–11. »	10,5
12.–13. »	10
14.–16. »	9

Merke

Bereits Kinder haben ein individuelles Schlafbedürfnis. Schlafprobleme sind bei ihnen meist vorübergehender Natur.

Auch im Alter von sechs Monaten bis zu einem Jahr wachen noch etwa 40 Prozent aller Kinder mindestens zweimal pro Nacht auf. Für viele Eltern ist dieser anhaltende Prozess eine körperlich und seelisch sehr anstrengende Phase. Letztendlich sollten jedoch bis zum Beginn des zweiten Lebensjahrs alle Kinder einen weitgehend stabilen Tag-Nacht-Rhythmus entwickelt haben. Sie werden dann selbständiger, brauchen aber dennoch die Rückversicherung durch ihre Eltern.

Im Wechsel zwischen dem Drang nach Eigenständigkeit und dem Bedürfnis nach Nähe und Geborgenheit, das vor allem in oder vor der Nacht mit den damit verbundenen Ängsten intensiver sein kann, bekommen manche Kinder wieder Probleme mit dem Einschlafen. Da die Grenze zwischen Realität und großer Phantasie für Kinder oftmals fließend ist, können Ängste zum Beispiel vor Monstern sehr realistisch erscheinen. Solche Schwierigkeiten können, oft in Episoden, über die Kindergartenzeit bis ins Vorschulalter auftreten. Neben dem Verständnis für die innerseelischen Vorgänge ist es auch wichtig für die Eltern, den Kindern entsprechende Unterstützung und Sicherheit zu geben.

Merke

Es ist normal, dass Kleinkinder nachts auch mehrmals aufwachen. Mit dem zweiten Lebensjahr sollte sich ein weitestgehend stabiler Tag-Nacht-Rhythmus eingestellt haben. Viele Kinder haben aber in späteren Jahren mit dem Schlaf oder der Nacht verbundene Ängste.

1.3.2 Schlafstörungen im Kindesalter

Wie im Erwachsenenalter, treten auch im Kindes- und Jugendalter am häufigsten Ein- und Durchschlafstörungen (Insomnien) gefolgt von sogenannten Aufwachstörungen (Parasomnien) und Schläfrigkeit sowie Tagesmüdigkeit (Hypersomnien) auf.

Hinter Schlafstörungen können sich Probleme und Ängste des Kindes verbergen. Ähnliches ist auch gut von anderen körperlichen Symptomen, wie zum Beispiel Bauchschmerzen, bekannt. Die Symptome geben damit einen eher indirekten Hinweis auf Belastungssituationen im Alltag der Kinder, können jedoch auch Hinweis auf ernste körperliche oder seelische Erkrankungen, wie zum Beispiel beginnende Infektionen, Kinderkrankheiten etc., sein. Hilfreich zur Orientierung und Abklärung ist das Erfassen des entsprechenden Zeitkriteriums. Von einer **Schlafstörung** im Kindesalter spricht man, wenn Kinder, die älter als sechs Monate sind, an mindestens vier Nächten in der Woche dreimal (oder öfter) pro Nacht aufwachen. Dazu gehört auch, dass die Kinder während des nächtlichen Aufwachens im Durchschnitt länger als 20 Minuten wach sind und nur mit Hilfe der Eltern wieder in den Schlaf finden können.

Eine eher harmlose Variante von Schlafstörungen im Kindesalter, die sich in Form von Sprechen im Schlaf, Albträumen oder auch Schlafwandeln äußern kann, sind **Parasomnien**. Meist verlieren sich die Symptome im Verlauf der Zeit, ohne dass eine spezielle Therapie erforderlich wird. Allerdings können unvorbereitete Eltern sich erheblich ob ihrer nachtaktiven Kinder erschrecken.

Problematisch und oftmals mit schweren Einschränkungen des Durchschlafens verbunden sind dagegen die Folgen des sogenannten **Bettnässens** (Enuresis), über das sowohl bei den Kindern wie den Eltern ein starkes Schamgefühl besteht. Darüber hinaus gilt es zu beachten, dass vor allem in kalten Räumen oder Jahreszeiten ein Infektionsrisiko entsteht.

1.3.3 Verhaltensabhängige Insomnie in der Kindheit

Schätzungen zufolge weisen etwa 10 bis 30 Prozent aller Kinder eine verhaltensabhängige Insomnie auf, die zu Gereiztheit und Konzentrationsstörungen infolge des Schlafmangels führt. Neben schulischen Problemen treten auch massive Störungen des Schlafrhythmus der Eltern auf, die nicht selten zu teils aggressiv besetzten Gefühlen gegenüber dem Kind und gelegentlich zu einer erheblichen Belastung der Partnerschaft und der gesamten Familie führen können.

Neben der Schwierigkeit der Kinder, in den Schlaf zu finden, gibt es auch Probleme, im normalen Schlafrhythmus durchzuschlafen oder eine Kombination aus beidem. Davon unterschieden werden die sogenannten assoziationsbedingten Einschlafstörungen (sleep-onset-association type), die Kinder abhängig von bestimmten, oftmals unangebrachten Stimuli, Objekten oder Ritualen entwickeln. Typische Objekte sind zum Beispiel ein Kuscheltier und viele Eltern können von den Dramen berichten, die sich beim Verlust desselben am Abend abgespielt haben. Eine andere Version der Schlafstörung entsteht durch mangelnde erzieherische Grenzen der Eltern, die bei den Kindern zu Hinhaltetaktik oder Verweigerungshaltung vor dem Zubettgehen führen.

Nach der Diagnosestellung, die vor allem anhand der Anamnese erfolgt, und der entsprechenden differenzialdiagnostischen Abgrenzung besteht der therapeutische Ansatz daher in der ausführlichen Aufklärung und Information der Eltern, um ihnen die Notwendigkeit einer konsequenten Erziehung mit der Schaffung einer geeigneten Schlafumgebung für das Kind zu verdeutlichen. Wenn diese Regeln eingehalten werden, bessert sich das Schlafverhalten oft schon nach kurzer Zeit deutlich.

Merke

Kinder können ebenso wie Erwachsene eine Schlafstörung entwickeln, deren Symptome sich meist mit der Zeit einstellen, aber eine erhebliche Belastung für die ganze Familie darstellen können. Bei der Therapie der verhaltensabhängigen Insomnie bei Kindern geht es vor allem um die Schaffung geeigneter Rahmenbedingungen (Erziehung, Schlafumgebung).

1.3.4 Schlafstörungen im Schulalter

Aufgrund verschiedener, meist äußerer Einflüsse, wie erhöhtem Fernsehkonsum, leiden viele Schulkinder unter anhaltendem Schlafmangel. Die Übermüdung und Schlaflosigkeit führen zu einer deutlichen Störung der Konzentration, die verbunden ist mit verminderter Aufmerksamkeit. Diese verursacht nicht nur erhebliche Lernprobleme, sie kann, wie beim Sekundenschlaf, auf dem Weg zur Schule die Unfallgefahr erhöhen.

Auch zunehmende Verhaltensauffälligkeiten bei Kindern und Jugendlichen, verbunden mit reduzierter Aufmerksamkeit oder Hyperaktivität, können durch anhaltenden Schlafmangel oder unzureichend erholsamen Schlaf verursacht sein. Letztendlich kann nicht nur die seelische, sondern auch die körperliche Entwicklung bei fehlendem und nicht ausreichend erholsamem Schlaf leiden.

Merke

Schlafstörungen können sich negativ auf das schulische Leistungsvermögen von Kindern und Jugendlichen auswirken und zu Aufmerksamkeitsstörungen und Hyperaktivität führen.

1.3.5 Schlafstörungen im Jugendalter

Im Jugendalter führen der erneute Wachstumsschub und die rasanten psychosozialen Entwicklungsschritte zu einem eher gesteigerten Schlafbedarf, der aber oft einhergeht mit einem veränderten Schlafrhythmus und Zubettgehzeiten, die sich üblicherweise aufgrund der sozialen Aktivitäten tendenziell weiter in die Nacht verlagern. Die Schule beginnt jedoch weiterhin zu den morgendlichen Zeiten, sodass es nicht verwunderlich ist, dass viele Jugendliche unter chronischer Müdigkeit leiden, unausgeschlafen in die Schule kommen und entsprechend reduzierte Leistungen zeigen.

Ein seit einigen Jahren zunehmend bedeutsames Thema sind die Auswirkungen des vermehrten Fernsehkonsums, die übermäßige Nutzung von Spielekonsolen, Computerspielen und Internet sowie der intensive Gebrauch von Handys und Smartphones. Das Bewusstsein für die Folgen eines erheblichen Medienkonsums gerade bei Jugendlichen nimmt erst langsam zu. Mittlerweile liegen zahlreiche Studien vor, die sich diesem Thema widmen; die Ergebnisse sind jedoch nur selten vergleichbar. Aus einer großen Studie des Robert-Koch-Instituts ist bekannt, dass der Großteil der 11- bis 17-Jährigen (96 Prozent) in Deutschland täglich Fernsehen oder Videos schaut. Darüber hinaus nutzen 76 Prozent zusätzlich den Computer, 34 Prozent eine Spielekonsole und 62 Prozent ein Mobiltelefon. Diese Zahlen stammen aus einer Längsschnittstudie und wurden in den Jahren 2003 bis 2006 erhoben. Vermutlich hat sich das Nutzerverhalten im Zuge der rapiden technischen Entwicklungen inzwischen weiter verändert bzw. verschoben.

Bei der Mediennutzung zeigt sich ein deutlicher Geschlechterunterschied. Mädchen nutzen deutlich häufiger täglich das Handy (34,2 Prozent vs. 19,2 Prozent), während 30 Prozent der Jungen täglich entweder den Computer oder die Spielekonsole mehr als eine Stunde nutzten, Mädchen dagegen nur zu 7,1 Prozent. Dass eine intensive Nutzung von Medien auch Auswirkungen auf den Schlaf und damit auf die Lernleistungen hat, lässt sich über die Störung der Konzentration und Aufmerksamkeit bei Vorliegen von Schlafdefiziten gut erklären. Mit der immer stärkeren Verbreitung von Handys und ihrer immer größer werdenden «Eindringtiefe» in das tägliche Leben, zum Beispiel über soziale Netzwerke, wird die Bedeutung dieser Problematik auch für den Schlaf in den nächsten Jahren weiter zunehmen.

Merke

Im Jugendalter geht das eigentlich vermehrte Schlafbedürfnis oft einher mit einem in die Nacht hinein verschobenen Schlaf-Wach-Rhythmus. Auch der verstärkte Medienkonsum wirkt sich negativ auf den Schlaf von Jugendlichen und somit ihre Konzentrations- und Aufmerksamkeitsleistung aus. ■

Literatur

Durand D. et al. (2012): Auswirkungen von Medienkonsum auf Schlaf bei Kindern und Jugendlichen. Somnologie, Heft 2, S. 88–98

1.3.6 Schlafstörungen bei Erwachsenen

Viele Menschen liegen Nacht für Nacht in ihren Betten und können nicht schlafen. Sie wälzen sich von einer Seite auf die andere, denken dabei über Probleme nach und machen sich Sorgen. Sie schaffen es einfach nicht, zur Ruhe zu kommen. Dafür gibt es vielfältige Ursachen, unter anderem

Schmerzen aufgrund von körperlichen Erkrankungen, aber auch psychische Störungen oder Stress und seelische Anspannung. Ein Drittel der Betroffenen leidet unter der sogenannten primären Insomnie, einer Schlafstörung, die nicht durch körperliche oder psychische Erkrankungen oder die Nebenwirkungen von Medikamenten oder Drogen bedingt wird. Ursache ist vor allem eine dauerhaft erhöhte Anspannung, bei der physiologische Symptome wie Herzklopfen oder Schweißausbrüche, aber auch eine erhöhte Konzentration des sogenannten Stresshormons Kortisol im Blut auftreten. Teil dieser dauerhaft erhöhten Anspannung ist auch die Neigung zum nächtlichen Grübeln, zum gedanklich nicht Abschalten können – dem sogenannten «kognitiven Hyperarousel». Da sich dieses Buch schwerpunktmäßig mit den Schlafstörungen im Erwachsenenalter beschäftigt, wird auf die folgenden Kapitel verwiesen.

1.3.7 Schlafstörungen im Alter

Das Älterwerden ist verbunden mit einer deutlichen Veränderung der Schlafarchitektur und einer Schlafverkürzung. Es kommt dabei zu einer Verflachung des Schlafs mit verringertem Tiefschlaf und häufigerem nächtlichen und frühmorgendlichen Erwachen. Diese Veränderungen müssen als physiologisch angesehen werden, auch wenn sie leicht als Schlafstörungen empfunden werden. Auch im Alter unterscheiden sich das Schlafbedürfnis und der Zeitpunkt des Zubettgehens deutlich zwischen den unterschiedlichen Schlaftypen. Wie erholsam der Schlaf letztlich empfunden wird, entscheidet sich nach den Leitlinien zu Schlafstörungen vor allem durch das Befinden am nächsten Tag.

Folgende Veränderungen des Schlafs finden sich häufig im Alter:
* vermehrter Tagschlaf
* häufigere Wachphasen
* Zunahme der Einschlaflatenz
* Zunahme der Leichtschlafanteile
* Abnahme der Gesamtschlafdauer
* Abnahme der der Schlafeffizienz
* Abnahme des REM-Schlafs

Ein wichtiger Grund für die Zunahme von Schlafstörungen im Alter liegt aber auch im höheren Risiko für das Auftreten verschiedener körperlicher und seelischer Erkrankungen begründet. Die wichtigsten internistischen, neurologischen und psychischen Erkrankungen, die Auswirkungen auf den Schlaf haben, werden in eigenen Kapiteln dargestellt. Aber auch die veränderten Lebensumstände im Alter sind oft mitverantwortlich für einen gestörten Schlaf. Der Verlust des Partners und der Freunde ist ebenso bedeutsam wie die oft damit verbundene Einsamkeit und Bewegungseinschränkungen, die den Kontakt mit der Außenwelt massiv erschweren können.

Bedingt durch die verminderte Leistungsfähigkeit im Alter finden körperliche Aktivitäten oft nicht mehr im notwendigen Umfang und nicht ausreichend im Freien statt. Es kann neben und durch die Inaktivität zu einer sensorischen Verarmung kommen, die zu einer insgesamt bedeutsamen Verminderung des Wohlbefindens und der Stimmung führen kann. Diese Entwicklung kann in Verbindung mit Einsamkeitsgefühlen und realen Sorgen zu zunehmenden Ängsten oder Grübeln führen und die Entstehung von Depressionen im Verbund mit schweren Schlafstörungen im Alter begünstigen.

In der Behandlung von Schlafstörungen im Alter spielen vor allem die zahlreichen Erkrankungen eine wesentliche Rolle. Daher ist in vielen Fällen die Behandlung der körperlichen oder seelischen Erkrankungen ein wichtiger Schritt zur Verbesserung auch des gestörten Schlafs. Der Einsatz von Medikamenten zur Verbesserung des Ein- oder Durchschlafens muss unter dem Aspekt der Wechselwirkungen mit anderen häufig im Alter verordneten Medikamenten, wie zum Beispiel Blutdruckmedikamenten, Antidiabetika, Schmerzmitteln, Antidepressiva etc., genau abgestimmt werden. In diesem Zusammenhang kommt es häufig zu unerwünschten Nebenwirkungen, die auch den Schlaf betreffen. Die Liste solcher Medikamente ist leider sehr lang (Tabelle 3).

Auch der Missbrauch von Alkohol im Alter ist ein nicht zu unterschätzendes Problem. Der negative Einfluss auf den Schlaf ist nicht allen Menschen bewusst.

Merke

Mit zunehmendem Alter verändert sich sowohl die zeitliche Struktur des Schlafs als auch dessen Tiefe. Wenngleich diese Veränderungen als normal anzusehen sind, nehmen auch ernstzunehmende Schlafstörungen, bedingt durch das vermehrte Auftreten körperlicher und psychischer Erkrankungen, belastende Lebensumstände, fehlende körperliche Aktivität, Insomnie-induzierende Medikamente oder Alkoholmissbrauch, zu.

Tabelle 3: Insomnie-induzierende Medikamente (Auswahl)

- Stimulanzien (Koffein)
- durchblutungsfördernde Mittel
- Antibiotika
- Zytostatika
- Migränemittel
- Antihypertensiva
- Antiasthmatika
- Hormonpräparate
- Nootropika (Piracetam)
- Antiparkinson-Medikamente
- Antikonvulsiva
- Psychopharmaka
- Schlafmedikamente bei chronischem Gebrauch oder Abhängigkeit

Literatur

Happe, S. (2012): Schlaf und seine Störungen im Alter. Somnologie – Schlafforschung und Schlafmedizin 2, S. 80–87

1.4 Bedeutung von Träumen

Schlaf und Träume beschäftigen die Menschheit bereits seit mehreren tausend Jahren. Dabei haben nur die Menschen ein Bewusstsein von Schlaf und Traum, denn nur sie nehmen die rhythmische Einteilung ihres Lebens wahr. In der Antike existierte die Vorstellung, dass der Schläfer der Welt entzogen sei. Der Mensch ist im Schlaf nicht mehr Herr über seinen Gestaltungswillen und Schlaf und Traum sind für ihn unabänderlich und unvermeidbar. Sie sind damit ein Schicksal, dem sich der Mensch stellen muss, wie dem Leiden oder dem Tod. Die Analogie von Schlaf und Tod (der Tod als Bruder des Schlafs), die sich bereits in der Antike bei Ovid und Cicero findet, bringt die Vorstellung von Ausgeliefertsein, von der Nichtbeherrschung der eigenen Existenz in Schlaf und Traum sowie von Passivität zum Ausdruck. Wer schläft, kann nichts bewegen, und sein auf die Welt gerichteter Wille ist verstummt. Für viele Menschen galt daher der Schlaf als Zeitverschwendung. Ab Mitte des 19. Jahrhunderts hat sich die Sicht auf Träume aber radikal gewandelt. Vor allem Künstler wie Odilon Redon und Max Klinger setzten sich mit der Eigenwilligkeit des Traums und seiner speziellen Logik auseinander und nahmen damit auf künstlerischem Gebiet die Arbeiten Sigmund Freuds vorweg.

Für Sigmund Freud war die Traumdeutung «der Königsweg zur Erkenntnis des Unbewussten im Seelenleben». Traumanalyse ist auch heute noch eines der Kernprinzipien psychoanalytischer Arbeit. Die Traumdeutung beruht ebenso wie die freie Assoziation auf dem gesamten klinischen Kontext des Patienten.

Lange Zeit galt der REM-Schlaf als die einzige Traumphase, was inzwischen widerlegt ist. Allerdings träumt der Mensch in den Tiefschlafphasen anders als in den REM-Phasen. Bekannt ist mittlerweile auch, dass Lernen im Schlaf möglich ist, in dem Sinn, dass im Schlaf Gedächtnisinhalte abgespeichert und gesichert werden, die kurz vor dem Einschlafen neu aufgenommen wurden. Keine neue Erkenntnis ist die, dass Schlaf lebensnotwendig ist. Wer nicht ausreichend lange schläft, ist weniger leistungsfähig, altert früher und stirbt eher. Die Vermutung liegt nahe, dass die Zunahme seelischer Erkrankungen erheblich mit bedingt wird durch die Abnahme der Schlafdauer in den vergangenen einhundert Jahren.

Beim Aufwecken aus dem REM-Schlaf berichten über 80 Prozent der Personen von lebhaften Träumen. REM gilt deshalb als das Traumstadium, obwohl inzwischen belegt ist, dass auch aus anderen Schlafstadien, wenn auch deutlich seltener, traumähnliche, aber realitätsnähere Bewusstseinsinhalte erinnerlich sind. Im REM-Schlaf werden im Hirnstamm sensorische Informationen produziert, die nicht von Außenreizen, sondern aus eigener Aktivierung stammen. Diese Signale stimulieren die Sinneskanäle im Kortex und setzen unterschiedliche Erinnerungen frei, die assoziativ miteinander verknüpft werden und bizarre Bilder und Abläufe hervorrufen, die als Träume bezeichnet werden. Trauminhalte bestehen fast ausschließlich aus Sehreizen, während Geschmacks-, Geruchs- oder Schmerzreize praktisch nicht vorkommen. Bei den Trauminhalten zeigen sich geschlechtsspezifische Unterschiede: Frauen träumen von bedrückenden Themen, nahestehenden Personen und privaten Bereichen, während Männer mit beruflichen Themen und körperlicher Aggression beschäftigt sind.

Neuere Untersuchungen mit bildgebenden Verfahren bestätigen, dass praktisch während des gesamten Schlafs geträumt wird, also kognitive Aktivität vorliegt. Ebenso konnte gezeigt werden, dass durchgeführte Tätigkeiten sich häufig im Traum wiederfinden. Dies kann als Widerspruch zu Freuds Annahme verstanden werden, der Traum habe kompensatorische Wirkung. Vor allem finden sich im Traum aktivere Handlungen wie körperliche oder soziale Aktivitäten, weniger dagegen passivere Tätigkeiten wie Lesen oder Schreiben, was ein Beleg dafür sein könnte, dass im Traum eher Inhalte mit emotionaler Bedeutung wiederholt werden (**Tabelle 4**).

Die Traumforschung ist infolge der politischen Katastrophen im 20. Jahrhundert eine enge Verbindung auch mit der Traumaforschung eingegangen. Traumatische Erlebnisse und die resultierenden schweren Verletzungen der Seele führen zu manchmal lebenslang andauernden Albträu-

Tabelle 4: Traumtypen

Traumtyp	Definition
REM-Traum	lebhafte Aktivität im REM-Schlaf, Inhalte eher aktiv handelnd und emotional mit visuellen Eindrücken
NREM-Traum	psychische Aktivität im NREM-Schlaf, meist kürzer und weniger lebhaft, weniger Ich-Beteiligung, weniger visuelle Elemente
Einschlaftraum	psychische Aktivität im ersten Schlafstadium, führt oft Gedanken während des Einschlafens fort, Inhalte realitätsnäher, neutraler
Albtraum	REM-Traum mit unangenehmen Affekten (v. a. Angst), kann zum Erwachen aus dem Schlaf führen
Pavor nocturnus	Hochschrecken aus dem Tiefschlaf, oft begleitet von heftiger Erregung, isolierten Traumbildern, Schreien, selten Aufspringen; häufiger bei Kindern
posttraumatische Wiederholung	Wiederholung eines tatsächlich erlebten traumatischen Ereignisses im REM- oder NREM-Stadium, realitätsnaher Flashback im Schlaf
luzider Traum	«Klarträume», REM-Träume, in denen sich der Träumer bewusst ist, dass er träumt und evtl. sogar in das Traumgeschehen eingreifen kann

men. Die Neurobiologie hat in den vergangenen Jahren gemeinsam mit der Schlafforschung intensiv die Bedeutung von Schlaf und Traum untersucht und unter anderem nach den Orten im Gehirn gesucht, an denen die Träume entstehen. Die tiefen, stammesgeschichtlich alten Hirnregionen, die für die Instinkte zuständig sind, produzieren Träume, während die äußeren Regionen unseres Gehirns, sozusagen die zivilisierten Teile, dabei ausgeschaltet sind. Im Traum stülpt sich unser Gehirn quasi einmal um. Durch diese Forschungen ist auch bekannt, dass der Schlaf keine nutzlose und bewusstseinsfreie Zeit, keine Zeitbrücke ist zwischen den Wachzuständen, sondern ein hochaktiver Zustand, der von unterschiedlichen physiologischen Reaktionen begleitet wird.

Merke

Menschen träumen entgegen der lange bestandenen Annahme sowohl im REM-Schlaf als auch in anderen Stadien, wobei REM-Träume besser und lebhafter erinnert werden. Träume bestehen fast ausschließlich aus visuellen Inhalten, andere Sinne spielen praktisch keine Rolle. Zu vermuten ist, dass in Träumen emotional bedeutsame Aktivitäten verarbeitet werden, insbesondere traumatische Erlebnisse können zu langandauernden Albträumen führen.   n

Literatur

Deutsches Hygiene-Museum Dresden (2007): Schlaf & Traum. Böhlau Verlag

1.5 Schlaf und Gedächtnis

Bereits 1924 untersuchten Jenkins und Dallenbach in einem Experiment, inwieweit der Schlaf einen positiven Einfluss auf das Gedächtnis nimmt. Die Testpersonen mussten dabei zehn sinnlose Silben auswendig lernen und diese dann entweder morgens oder abends wiedergeben. Wenn sie nach dem Lernen schliefen, konnten sie deutlich mehr gelernte Silben korrekt wiedergeben, als wenn sie am Morgen gelernt hatten und am Abend abgefragt wurden. Lange Zeit galt daher die Hypothese, dass der Schlaf die langfristige Einspeicherung von Lerninhalten begünstig. Mit der Zeit wurden die Erklärungsansätze weiter ausdifferenziert. In späteren wissenschaftlichen Arbeiten wurde vermutet, dass der Schlaf Mechanismen unterstützt, die den Zerfall von Gedächtnisspuren verhindern. In neueren Untersuchungen wird dieser Lernprozess als sehr aktiver Vorgang beschrieben, und spezielle Forschungen beschäftigen sich mit dem Einfluss der verschiedenen Schlafphasen auf Lern- und Gedächtnisprozesse. Schlaf stellt damit eine mittelbare Voraussetzung für das Funktionieren von Bewusstsein dar und ist notwendig für die Gedächtnisbildung.

Die **Gedächtnisbildung** kann in drei Teilprozesse unterschieden werden:
1. Lernen
2. Incodierung
3. Konsolidierung

Als **Incodierung** wird das Lernen einer abzuspeichernden Information in Form einer neuronalen Repräsentation oder einer «neuronalen Spur» bezeichnet. Diese Gedächtnisspuren sind anfangs sehr instabil, daher muss der Incodierung der Prozess der Konsolidierung folgen. Dabei werden die Gedächtnisspuren im Gehirn verfestigt und mit bereits im Langzeitgedächtnis vorhandenen ähnlichen Inhalten verknüpft. Erst das Speichern dieser Gedächtnisinhalte ermöglicht den Abruf bzw. das Erinnern derselben.

Dieser Prozess der **Gedächtnisbildung** stellt jedoch kein einheitliches System dar, sondern ist abhängig vom zu speichernden Inhalt an verschiedene Systeme und ist damit an verschiedene Gehirnstrukturen gebunden. So wird zum Beispiel zwischen dem deklarativen und dem prozeduralen Gedächtnis unterschieden. Das deklarative Gedächtnis speichert vor allem Fakten und Ereignisse, hirnorganstrukturell greift es in erster Linie auf die Hippocampus-Region zu. Das deklarative Gedächtnis wird oft auch als explizites Gedächtnis bezeichnet, da der Abruf bzw. Zugriff auf das entsprechende Gedächtnismaterial willentlich erfolgt.

Im Gegensatz dazu ist das prozedurale Gedächtnis für das Erlernen von sensorischen bzw. motorischen Fertigkeiten wie Laufen, Autofahren, Fahrradfahren notwendig. Solche Fähigkeiten entstehen nur durch regelmäßiges und wiederholtes Üben, und wenn sie einmal erworben wurden, bleiben sie ein Leben lang bestehen. Diese Gedächtnisinhalte werden vor allem im Neokortex, den Basalganglien und dem Cerebellum gespeichert. Eine dritte Form der Gedächtnisbildung ist das sogenannte emotionale Gedächtnissystem. Erinnerungen bleiben besonders gut verfügbar, wenn sie emotional entweder sehr aversiv oder sehr positiv besetzt sind. Als Hirnstruktur ist hier vor allem die Amygdala von zentraler Bedeutung.

In den vergangenen Jahrzehnten beschäftigte sich die Forschung intensiv mit dem Einfluss des Schlafs auf die deklarative Gedächtnisbildung. Alle Ergebnisse zeigen, dass Schlaf die Gedächtnisbildung nicht nur verbessern kann, sondern bei einigen Formen der prozeduralen Gedächtnisbildung eine notwendige Voraussetzung darstellt. Interessante neue Forschungsansätze befassen sich mit dem Einfluss verschiedener Schlafphasen auf die unterschiedlichen Typen der Gedächtnisbildung.

Alle Ergebnisse der Schlafforschung zeigen, dass Gedächtnisinhalte im Schlaf nicht nur abgespeichert werden, sondern dass dies ein sehr aktiver Prozess ist, der unter anderem zu einer Integration neuer Inhalte in bereits vorhandene Gedächtnisstrukturen führt. Eine alte Weisheit, die durch Anekdoten zum Beispiel aus dem Wissenschaftsbetrieb unterlegt wird, lautet, dass Schlaf Einsichtsprozesse unterstützen kann. Beispielhaft wird immer wieder die Erkenntnis des Nobelpreisträgers Mendelejew zitiert, dessen Einsicht in die Logik der Periodensysteme der Elemente und der Regelhaftigkeit ihm in einem Traum gelang. Insgesamt sind die neuronalen Prozesse im zentralen Nervensystem, die zur Konsolidierung der Gedächtnisinhalte führen, jedoch bislang weitgehend unbekannt.

Merke

Schlaf kann die Gedächtnisfunktion nicht nur verbessern, sondern ist teilweise eine notwendige Voraussetzung dafür. Während des Schlafens werden Informationen nicht nur abgespeichert, sondern aktiv in vorhandene Erinnerungen integriert. ■

1.6 Ein kurzer und einfacher Selbsttest

Es existieren zahlreiche standardisierte Fragebögen, die neben der ärztlichen Anamnese und der Untersuchung im Schlaflabor zu wichtigen diagnostischen Bausteinen in der Aufklärung von Schlafstörungen geworden sind (s. Kap. 5). Daneben finden sich in vielen populärwissenschaftlichen Veröffentlichungen zum Thema Schlafstörungen sogenannte Screening-Fragebögen.

Im Folgenden sind die wichtigsten Fragen zu den drei häufigsten Schlafstörungen kurz zusammengefasst. Anhand dieses einfachen Selbsttests können Sie oder Ihre Patienten sich schnell einen Überblick darüber verschaffen, ob entweder im Rahmen einer chronischen Insomnie, eines Schlafapnoe-Syndroms oder eines Restless-legs-Syndroms (Syndrom der unruhigen Beine) eine Vorstellung und ausführliche Diagnostik bei einem Arzt in Erwägung gezogen werden sollte.

Leide ich an Schlafstörungen?

Ich habe seit mindestens 4 Wochen Probleme mit dem Schlafen.

ja ○   nein ○

Ich habe mindestens 3-mal wöchentlich Schlafprobleme.

ja ○   nein ○

Ich brauche oft mehr als 30 Minuten, um einzuschlafen.

ja ○   nein ○

Aufgrund meiner Schlafprobleme fühle ich mich tagsüber beeinträchtigt.

ja ○   nein ○

Ich liege oft im Bett und kann nicht einschlafen, obwohl ich müde bin.

ja ○   nein ○

Ich wache oft morgens sehr früh auf, ohne dass der Wecker klingelt und kann dann nicht wieder einschlafen.

ja ○   nein ○

Manchmal schlafe ich tagsüber ungewollt ein (z. B. beim Lesen oder im Kino).

ja ○   nein ○

Ich denke oft daran, dass ich am Abend wieder nicht werde einschlafen können.

ja ○   nein ○

Wenn ich nicht einschlafen kann, denke ich mit Grauen an den kommenden Tag.

ja ○   nein ○

Wenn Sie mehrere dieser Aussagen mit Ja beantwortet haben, informieren Sie sich bitte näher im Kapitel 2.1: chronische Insomnie.

Ich schnarche.

ja ◯   nein ◯

Andere Menschen haben bei mir Atemaussetzer während des Schlafens beobachtet.

ja ◯   nein ◯

Am Morgen erwache ich oft mit Kopfschmerzen.

ja ◯   nein ◯

Wenn mehrere dieser Aussagen auf Sie zutreffen, finden Sie nähere Informationen zu Ihren Symptomen in Kapitel 2.4: Schlafapnoe-Syndrom.

Wenn Sie sich abends entspannen oder nachts schlafen wollen, haben Sie dann oft ein unangenehmes, unruhiges Gefühl in den Beinen, das durch Bewegung oder Herumgehen gebessert werden kann?

ja ◯   nein ◯

Wenn Sie diese Frage bejahen, informieren Sie sich bitte in Kapitel 2.6 über das Restless-legs-Syndrom.

2 Häufigkeit von Schlafstörungen

Schlafstörungen zählen zu den häufigsten gesundheitlichen Beschwerden. Hausärzte, die in einer Studie befragt wurden, gaben sie als die dritthäufigste Beschwerde unter ihren Patienten an.

Fünf Millionen Menschen in Deutschland klagen beispielsweise über Probleme beim Ein- und Durchschlafen. Sie liegen nachts wach und können keinen Schlaf finden, obwohl sie müde sind. Dabei gilt zu beachten, dass kurzzeitiges Aufwachen in der Nacht bis zu 20- oder 30-mal völlig normal und kein Grund zur Sorge ist. Wenn Sie nun denken: «Das kann nicht sein, ich wache sicher seltener auf», liegt das wahrscheinlich daran, dass es uns in den allermeisten Fällen nicht möglich ist, das nächtliche Aufwachen zu erinnern. Tatsächlich haben Untersuchungen in Schlaflaboren gezeigt, dass die Hirnströme eines Menschen im Durchschnitt 20- bis 30-mal in der Nacht ein dem Wachzustand ähnliches Muster zeigen.

Dass wir uns dennoch an einige Wachzeiten erinnern können, ist von der Dauer der jeweiligen Wachphase abhängig. Wenn diese länger als ein paar Minuten dauert, ist sie uns in den meisten Fällen am folgenden Morgen noch präsent. Alle Menschen wachen also nachts mehrmals kurz auf. Das bedeutet jedoch nicht, dass sie unter einer Ein- oder Durchschlafstörung leiden. Menschen mit Insomnie können mehrmals in der Woche länger als eine halbe Stunde abends nicht einschlafen oder liegen nachts bzw. gegen Morgen oft stundenlang wach. Diese Probleme dauern länger als einen Monat an und bereiten den Betroffenen beträchtliches Leid. Sie klagen über Erschöpfung, Anspannung und Gereiztheit, aufgrund von Konzentrationsproblemen sind sie oftmals bei der Arbeit beeinträchtigt und zeigen eine erhöhte Stressanfälligkeit.

Merke

20- bis 30-maliges ganz kurzes Aufwachen in der Nacht ist völlig normal. Eine Schlafstörung hat erst, wer mehrmals in der Woche länger als 30 Minuten zum Einschlafen benötigt, nachts lange wach liegt oder frühmorgendlich erwacht und sich tagsüber dadurch beeinträchtigt fühlt.

Wie bereits ausgeführt wurde, verändert sich das Schlafverhalten mit zunehmendem Alter. Die Schlafdauer, das Schlafprofil und die Verteilung des Schlafs gestalten sich bei einem älteren Menschen ganz anders als bei einem Kind oder Jugendlichen (Abbildung 3). Junge Menschen schlafen in der Regel tiefer und brauchen mehr Schlaf. Während Säuglinge etwa 16 Stunden am Tag schlafen, benötigen junge Erwachsene nur noch sieben bis acht Stunden Schlaf. Ältere Menschen schlafen im Allgemeinen nachts kürzer und wachen früher in den Morgenstunden auf, neigen jedoch dazu, über den Tag verteilt häufiger kurze Schlafpausen (Nickerchen, Mittagsschlaf) einzulegen. Ebenfalls verringert sich der Tiefschlafanteil mit dem Alter, weswegen der Schlaf älterer Menschen allgemein störanfälliger wird und sie häufiger aufwachen. Dies ist jedoch ein normaler Prozess und kein Grund zur Besorgnis.

Merke

Schlafdauer, Schlaftiefe und die Verteilung des Schlafs über den Tag verändern sich natürlicherweise mit dem Alter.

Wissenschaftliche Studien haben jedoch ergeben, dass ernsthafte Schlafstörungen mit dem Alter deutlich zunehmen und Frauen in allen Altersklassen häufiger betroffen sind als Männer. Dies könnte zum einen darin begründet sein, dass Frauen offener mit ihrem gestörten Schlaf umgehen und deshalb auch eher ihrem Arzt davon berichten. Zum anderen kommen als Erklärung aber auch hormonelle Ursachen infrage. Schlafstörungen nehmen bei Frauen vor allem nach der Menopause zu. Außerdem leiden Frauen nachweisbar häufiger an Depressionen, zu deren Leitsymptomen ein veränderter Schlaf gehört.

Schlafstörungen sind ein wichtiges Kennzeichen vieler psychischer Erkrankungen wie Depression, Angststörungen, Zwangsstörungen, bipolare Störungen oder Essstörungen. Werden die Erkrankungen erfolgreich behandelt, bessert sich in der Regel auch das Schlafproblem. Bei etwa 30 Prozent der Patienten, die sich mit Schlafproblemen in Arztpraxen vorstellen, lässt sich jedoch weder eine körperliche noch eine psychische Ursache für die Schlaflosigkeit feststellen. In diesen Fällen sprechen Fachleute von der sogenannten primären Insomnie.

3 Formen und Ursachen von Ein- und Durchschlafstörungen

3.1 Insomnie: Das Problem der Schlaflosigkeit

Die primäre Insomnie ist eine Unterform der sogenannten Dyssomnien, unter denen allgemein Einschlaf- und/oder Durchschlafprobleme und eine erhöhte Tagesmüdigkeit verstanden werden.

Von Einschlafproblemen wird gesprochen, wenn das Einschlafen länger als 30 Minuten dauert; von Durchschlafstörungen spricht man bei mehreren Wachphasen in der Nacht oder bei einem besonders frühen Erwachen. Die primäre Insomnie ist laut Weltgesundheitsorganisation (WHO) den psychischen Erkrankungen zuzurechnen und wird nach den Internationalen Diagnosekriterien durch folgende Symptome gekennzeichnet:

- Klagen über Einschlafstörungen, Durchschlafstörungen oder eine schlechte Schlafqualität ohne erfrischende Wirkung.
- Die Schlafstörungen treten mindestens dreimal pro Woche während mindestens eines Monats auf.
- Die Schlafstörungen verursachen entweder einen deutlichen Leidensdruck oder wirken sich störend auf die alltägliche Funktionsfähigkeit aus.
- Verursachende organische Faktoren, wie zum Beispiel neurologische oder andere somatische Krankheitsbilder, Störungen durch Einnahme psychotroper Substanzen oder eine Medikation, fehlen.

Im Alltag der Betroffenen äußern sich die Beschwerden durch ein «Zuwenig» an Schlaf: Das Einschlafen fällt ihnen schwer, sie liegen lange Zeit wach oder wachen in der Nacht häufig auf. Dies resultiert in einer starken Erschöpfung und Tagesmüdigkeit, die das Arbeiten erschwert und zu Leistungseinbußen führt. In Deutschland leiden zirka zehn Prozent der Bevölkerung an den oben genannten Beschwerden. Ein Drittel von ihnen wird von den Symptomen und Folgen einer ausgeprägten primären Insomnie gequält. Studien in allgemeinärztlichen Praxen zufolge leiden zirka zwei

Drittel der Betroffenen ein Jahr oder länger unter den Schlafstörungen, was häufig zu einer Chronifizierung führt. Ein zusätzliches Problem entsteht durch die Schwierigkeit, eine primäre Insomnie als solche zu erkennen und behandeln zu lassen, da viele Betroffene Schlafstörungen nicht sofort als schwerwiegendes Problem ansehen, auch wenn in der Folge gehäuft psychische Erkrankungen auftreten. Meist werden die Schlafprobleme zu Beginn nicht weiter ernst genommen oder als «normal» eingeschätzt. Für Betroffene ist es daher wichtig, mögliche Entstehungsbedingungen zu kennen. Die möglichen Ursachen für eine Insomnie sind vielfältig und werden im Folgenden dargestellt.

Merke

Schlafstörungen sind ein ernst zu nehmendes Problem, das einer speziellen Behandlung bedarf. Die Ursachen und Auslöser sind vielfältig und sollten gemeinsam mit dem behandelnden Arzt geklärt werden.

Die primäre Insomnie (Schlaflosigkeit) kann in Durchschlaf-, Einschlafstörungen und schlechte Schlafqualität untergliedert werden; zirka zehn Prozent der Deutschen sind betroffen.

3.2 Stress- und umweltbezogene Schlafstörungen

Stress ist einer der häufigsten Auslöser von Schlafstörungen. Situationen, die als unberechenbar, bedrohlich oder nicht zu bewältigen empfunden werden, setzen den gesamten Organismus unter Spannung und wir empfinden Stress. In solchen Situationen wird der Sympathikus des vegetativen Nervensystems aktiviert und die Stresshormone Cortisol und Adrenalin werden ausgeschüttet. Beide innerphysischen Prozesse führen zu einer Aktivierung des Körpers: Der Blutdruck steigt, das Herz beginnt schneller zu schlagen, die Muskulatur wird angespannt. Auf eine solche Aktivierungs- und Anspannungsphase sollte eine Erholungsphase des Körpers folgen, was bei länger andauernden Stresssituationen nicht immer möglich ist, sodass der Körper über einen längeren Zeitraum in einem aktivierten Zustand bleibt.

Unterschieden wird zwischen positivem (= Eustress) und negativem Stress (= Disstress), wobei beide Formen zu Schlafproblemen führen können. Schlafstörungen, die durch positiven Stress ausgelöst werden, sind aber meist nur kurzfristig auf bestimmte Situationen bezogen und ziehen in der Regel keine Beeinträchtigungen im alltäglichen Leben oder in der allgemeinen Funktionsfähigkeit nach sich. Negativer Stress geht häufig von einer länger andauernden Situation aus, der man sich nicht gewachsen fühlt und für die tagsüber keine ausreichenden Problemlösestrategien entwickelt werden. Neben der automatischen Aktivierung und der damit verbundenen fehlenden Entspannung des Körpers haben die meisten Menschen am Abend Zeit, sich mit den aufgetretenen schwierigen und stressigen Situationen auseinanderzusetzen, was zu einer vermehrten gedanklichen Beschäftigung führt. Diese lässt uns in der Folge nicht zur Ruhe kommen und das Einschlafen wird erschwert, was den Eintritt in den Teufelskreis der Schlafstörungen darstellt. Stresstrainings, die von verschiedenen Erwachsenenbildungsstätten, Psychotherapeuten oder Selbsthilfegruppen angeboten werden, können helfen, mit Stress langfristig besser umgehen zu lernen. Zusätzlich kann jeder Folgendes für sich beachten und anwenden:

Merke

Besonders negativ erlebter Stress kann zu längerfristigen Schlafstörungen führen. Ein besserer Umgang mit Stress oder eine Veränderung der Lebensumstände trägt dann zu einer Verbesserung der Schlafqualität bei.

Beispielsweise bei Problemen in der Familie bieten Beratungsstellen (Paar- oder Erziehungsberatungen) Hilfe. Zusätzlich kann psychotherapeutische Unterstützung eingeholt werden, auch um zu lernen, Probleme direkt anzusprechen.

Neben Stress können auch Umweltfaktoren wie die Gestaltung des Schlafzimmers, die Raumtemperatur und Helligkeit, die Art der Matratze und Ähnliches die Erholsamkeit des Schlafs beeinflussen.

Merke

Stress und verschiedene Umweltfaktoren können den Schlaf negativ beeinflussen. Daher ist es wichtig, sich frühzeitig um Hilfe zu kümmern und diese anzunehmen.

3.3 Burn-out-Syndrom und Schlafstörungen

Burn-out ist keine wissenschaftlich anerkannte Diagnose. Trotzdem ist der Begriff seit einigen Jahren gebräuchlich und hat vor allem für das subjektive Erleben der Betroffenen große Bedeutung erlangt. Der Begriff «Burn-out» geht auf den Psychoanalytiker Herbert J. Freudenberger (1927–1999) zurück, der das Gefühl des «Ausgebranntseins» bei sich selbst beobachtet hat und es 1974 erstmals beschrieb. Die große Vielfalt der Symptome wird in den folgenden drei Dimensionen erfasst:

- emotionale Erschöpfung
- Distanzierung, Zynismus, Depersonalisation
- verringerte Arbeitsleistung

Dauerhafte Müdigkeit ist wesentlicher Bestandteil des ersten Punkts, aber auch ein Kernsymptom der Depression. Bei H. Freudenberger war die Ursache seines Burn-outs eine massive Überarbeitung durch 16-Stunden-Arbeitstage. Daraus resultierten ein großer Schlafmangel und eine erhebliche Tagesmüdigkeit mit entsprechend dauerhafter Erschöpfung. Bislang liegen jedoch keine gesicherten wissenschaftlichen Erkenntnisse über den Zusammenhang zwischen Burn-out und Schlafstörungen vor. Eine der wenigen wissenschaftlich soliden Studien zu diesem Thema konnte nur den bereits vermuteten engen Zusammenhang und eine wechselseitige Bedingtheit von Burn-out und Insomnie belegen (Armon et al. 2008).

Wir sehen in der Verwendung des Begriffs «Burn-out» die Möglichkeit, Patienten mit Überforderungssituationen ernst zu nehmen und ihnen geeignete Hilfestellungen zukommen zu lassen, ohne dass sie eine psychiatrische Diagnose erhalten müssen. Wenn eine übermäßige Arbeitsbelastung vorliegt, sind entsprechende präventive Maßnahmen angezeigt, die unter anderem auch die Einhaltung von schlafhygienischen Empfehlungen und ggf. unterstützende Schlafmedikation beinhalten können.

Merke

Wenngleich der Begriff Burn-out-Syndrom keine anerkannte Diagnose darstellt, ist er eine nützliche und allgemein akzeptierte Beschreibung einer psychischen Erschöpfungssituation.

Literatur

Armon G. et al. (2008): On the nature of burnout-insomnia relationships: A prospectiv study of employed adults. J. of Psychosomatic Research 65: 5–12

3.4 Körperliche Erkrankungen

Neben dem negativen Einfluss, den vor allem Stress und Umweltbedingungen auf einen erholsamen Schlaf haben können, können auch zahlreiche körperliche Krankheiten zu teilweise schweren Störungen des Schlafs führen. Die häufigsten Erkrankungen sind stichpunktartig in der folgenden Tabelle aufgelistet.

Tabelle 5: Körperliche Erkrankungen, die Einfluss auf den Schlaf haben

- neurologische Erkrankungen (Morbus Parkinson, Epilepsien, Restless-legs-Syndrom, Migräne)
- Polyneuropathien
- extrapyramidalmotorische Erkrankungen
- orthopädische Erkrankungen
- chronischer Schmerz (z. B. Rheuma)
- Herz- und Lungenerkrankungen
- chronische Nierenerkrankungen/Magen-Darm-Erkrankungen
- chronischer Tinnitus
- Infektionserkrankungen
- Hormonstörungen (z. B. Klimakterium)
- Allergien

Eine genaue medizinische Diagnostik ist daher bei einer länger bestehenden Schlafstörung wichtig und sollte entsprechenden Therapieansätzen, wie der medikamentösen oder einer Psychotherapie, immer vorangehen. Erster Ansprechpartner ist dabei üblicherweise der Hausarzt. Erweisen sich körperliche Erkrankungen als Auslöser der Schlafprobleme, sollten diese zuerst behandelt werden. Oft gehen unter einer ausreichenden internistischen oder orthopädischen Behandlung auch die Schlafprobleme zurück.

Viele kennen den negativen Einfluss von grippalen **Infekten** oder Magen-Darm-Beschwerden auf die Erholsamkeit des Schlafs. Wenn der grippale Infekt abgeklungen ist, sollte auch schlafen wieder ungestört möglich sein. Auch Schmerzen führen häufig zu beträchtlichen Störungen des Schlafs, was gerade bei chronischen **Schmerzerkrankungen** zu einer langfristigen belastenden Situation führen kann. Im Vordergrund der Behandlung steht die adäquate Therapie der Schmerzen mit physio- und bewegungstherapeutischen Maßnahmen sowie Medikamenten.

Betroffene mit **Magengeschwüren** können vor allem in den frühen Morgenstunden schlechter schlafen, da gerade im REM-Schlaf vermehrt Magensäure gebildet wird, was zu Magenschmerzen führt. Bei einem Magengeschwür ist die Magenschleimhaut, die physiologischerweise der Abschirmung dient, angegriffen oder teilweise zerstört, was die morgendlichen Schmerzen auslöst. Sogenannte Magensäureblocker führen oft bereits zu einer deutlichen Entlastung und damit zur Verbesserung des Schlafs.

Internistische Erkrankungen des Herzens oder der Lunge führen ebenfalls sehr häufig zu Schlafstörungen. Durch die Schwächung des Herzmuskels gelangt weniger Blut in die Gefäße und das Blut staut sich vor dem Herzen im Lungenkreislauf. Dies führt zu Wassereinlagerungen im Lungen- und Körpergewebe, was wiederum zu Atemnot, Schmerzen oder auch zu häufigeren Toilettengängen führen kann. Bei starker Ausprägung eines Lungenödems ist es den Betroffenen fast nur noch möglich, in aufrechter Position zu schlafen, was ebenfalls den Schlaf und die Erholsamkeit stark beeinträchtigt. Auch Lungenerkrankungen wie Asthma bronchiale oder eine chronische Bronchitis führen bei häufiger Atemnot oder starkem Husten zu teilweise massiven Beeinträchtigungen des Nachtschlafs. Bei schweren Nierenerkrankungen wie einer Urämie oder hämatologischen Erkrankungen mit schwerer Anämie können Restless-legs-Symptome auftreten.

Verschiedene **Hormonstörungen** können zu teilweise massiven Störungen des Schlafs führen. Am bekanntesten sind wohl die Schlafstörungen von Frauen in den Wechseljahren (Klimakterium), die zum einen durch die hormonelle Umstellung, zum anderen aber auch durch die psychischen Veränderungen und die damit einhergehenden negativen Gefühle bedingt sein können. Aufgrund der grundlegenden Steuerungsfunktion der Schilddrüse ist daher bei Schlafstörungen immer auch eine Abklärung der Schilddrüsenwerte erforderlich, um eine Über- oder Unterfunktion auszuschließen. Die Bedeutung und der Einfluss von **Hormonen** wie zum Beispiel Cortisol oder Wachstumshormon auf unseren Schlaf-Wach-Rhythmus wurden in Kapitel 1.1.4 dargestellt.

Neben internistischen und orthopädischen Erkrankungen können zahlreiche neurologische Erkrankungen ursächlich für das Auftreten von Schlafstörungen sein. Am bekanntesten ist das sogenannte **Restless-legs-Syndrom** (Kap. 3.6), das vor allem durch Missempfindungen wie Kribbeln, Ziehen, unangenehme Spannungsgefühle oder einen kaum kontrollierbaren Bewegungsdrang der Beine imponiert. Diese Beschwerden treten vor allem beim Zubettgehen und im ersten Ruhezustand auf. Die

Missempfindungen können durch Bewegungen der Beine oder in seltenen Fällen auch der Arme gebessert werden. Sie treten aber sofort wieder auf, wenn der sich Betroffene entspannt.

Weitere neurologische Erkrankungen mit negativen Auswirkungen auf den Schlaf sind die verschiedenen Formen der **Epilepsie**. Einige Betroffene erleiden epileptische Anfälle nur in der Nacht (Schlafepilepsie), viele Epilepsiepatienten berichten aber auch von sonstigen Schlafstörungen.

Beim **Morbus Parkinson** treten vor allem Einschlaf- und Durchschlafstörungen auf, die verschiedene Ursachen haben können. Mögliche Auslöser sind die neurodegenerativen Prozesse, die zu teils erheblichen Bewegungseinschränkungen führen können. Auch die Wirkungen oder Nebenwirkungen der verordneten Medikamente können den Schlaf beeinflussen.

Bei **neuromuskulären Erkrankungen** werden einerseits Störungen der Schlafkontinuität infolge nächtlicher Schmerzen, Krämpfe oder Faszikulationen (kleine Bewegungen in den Muskelgruppen), aber auch Störungen der Atmung im Schlaf beschrieben.

Zuletzt können auch schlafgebundene **Kopfschmerzen** auftreten. Diese sind oft ein Begleitsymptom von Schlafstörungen, die vor allem bei einer Schlafapnoe in den frühen Morgenstunden auftreten. Der sogenannte Clusterkopfschmerz entsteht dagegen bei zirka 50 Prozent der Betroffenen aus dem Schlaf heraus und führt bei gehäuftem Auftreten auch zu anhaltenden Schlafstörungen.

Nicht vergessen werden sollte auch die Störung des Schlaf-Wach-Rhythmus bei **Blindheit**.

Merke

Vor einer medikamentösen oder psychotherapeutischen Behandlung der Schlafstörungen sollte immer eine genaue medizinische Diagnostik erfolgen. Als erster Ansprechpartner eignet sich der Hausarzt.

Die wichtigste körperlich bedingte Schlafstörung ist das **Schlafapnoe-Syndrom**, bei dem es aus verschiedenen Gründen zu mitunter minutenlangen Atemaussetzern während des Schlafs kommt. Aufgrund der dadurch entstehenden Sauerstoffunterversorgung des Körpers und des Gehirns kommt es zu wiederholten Aufweckreaktionen, die die Patienten meist nicht bemerken. In der Summe führen sie zu einer mangelnden Schlafqualität, die einhergeht mit starker Tagesmüdigkeit bis hin zum gefährlichen Sekundenschlaf. Viele, vor allem nächtliche schwere Verkehrs- und Arbeitsunfälle sind darauf zurückzuführen und belegen die Gefährlichkeit dieser Erkrankung.

Fallbericht Schlafapnoe-Syndrom

Ein 50-jähriger Angestellter wird wegen ausgeprägter Tagesmüdigkeit und Tagesschläfrigkeit in einer Spezialsprechstunde für Schlafstörungen vorgestellt. Er sei wiederholt am Arbeitsplatz kurzzeitig eingenickt und berichtet auf Nachfragen, dass er schon zweimal am Steuer seines Fahrzeugs eingeschlafen sei, glücklicherweise ohne schwere Unfälle. Einmal sei er von der Straße abgekommen und im Straßengraben zum Stehen gekommen. Einmal sei er auf der Autobahn von der Spur abgekommen und wäre beinahe in die Leitplanke gefahren, habe gerade noch das Steuer herumreißen können.

Auf Nachfragen berichtet er, dass er sich den ganzen Tag über müde und schläfrig fühle, er wache bereits morgens mit einem Gefühl der Abgeschlagenheit und Kopfdruck auf. Wenn er sich tagsüber kurz hinlege, bessere sich die Müdigkeit nicht wesentlich. Die Anamnese ergibt ein ausgeprägtes, durchgängiges, lautes Schnarchen, weswegen die Eheleute bereits seit vielen Jahren getrennte Schlafzimmer haben. Darüber hinaus leide er unter Bluthochdruck und müsse nachts mehrfach zum Wasserlassen aufstehen. Bei der körperlichen Untersuchung zeigen sich Wassereinlagerungen an den Beinen (Ödeme). Auch die Konzentration und Merkfähigkeit hätten in letzter Zeit stark nachgelassen, berichtet der Patient.

Es besteht eine Adipositas mit 125 kg bei 1,70 cm Körpergröße sowie ein regelmäßiger Alkohol- und Nikotinkonsum.

Die Schlaflaboruntersuchung zeigt ein schwer ausgeprägtes Bild einer obstruktiven Schlafapnoe mit einem Apnoe-Hypopnoe-Index von 70 pro Stunde (Atemaussetzer) und einer Sauerstoff-Entsättigung des Blutes, die in den REM-Schlafphasen bis zu 50 Prozent Abfall erreicht.

Als «Therapie der Wahl» hat sich bei der Schlafapnoe die Anwendung eines sogenannten CPAP-Geräts bewährt. CPAP steht dabei für «continuous positive airway pressure» und ist eine Beatmungsform, bei der das Gerät erkennt, wann die Eigenatmung des Patienten nachlässt und dann durch zusätzliche Sauerstoffzufuhr gegensteuert. Die Atemtiefe und Atemfrequenz kann der Patient im Wesentlichen selbst steuern. Eine

CPAP-Maske mit dem dazugehörigen Gerät heilt leider nicht die Grunderkrankung, sondern schützt bei guter Anpassung und Toleranz durch den Patienten vor den Folgen des Sauerstoffmangels. Sie ist daher nicht mehr als ein Hilfsmittel, vergleichbar mit einer Brille.

Um wirklich hilfreich zu sein, muss der Patient seine CPAP-Maske möglichst jede Nacht verwenden. Damit ihm das gelingt, ist eine sehr gute Anpassung sowohl der Maske wie auch des Beatmungsdrucks notwendig. Der Aufenthalt eines Patienten mit Schlafapnoe im Schlaflabor kann daher durchaus drei Tage bzw. drei Nächte dauern, wobei die erste Nacht immer als Eingewöhnungsnacht dient, in der zweiten Nacht die eigentliche Diagnose erhoben wird und in der dritten Nacht die Einstellung und Anpassung an das CPAP-Gerät und die Maske durchgeführt wird.

3.5 Medikamente und Alkohol

Auch viele Medikamente und Alkohol können den Schlaf negativ beeinflussen, was häufig unterschätzt wird. Dies ist besonders wichtig bei der Abklärung von Schlafstörungen und sollte vom behandelnden Arzt genau erfasst werden. In Tabelle 3 auf Seite 36 finden Sie einen Überblick über die wichtigsten Medikamentengruppen, die recht häufig Schlafstörungen als Nebenwirkung verursachen können. In **Tabelle 6** werden Medikamente aufgeführt, die durch ihre Wirkung auf das Nervensystem und die Psyche ebenfalls zu Schlafstörungen führen können.

Tabelle 6: Medikamente mit Wirkung auf das Gehirn, die den Schlaf stören können

- Stimulanzien (z. B. Amphetamine, Ephedrin)

- Theophyllin, Koffein

- Hypnotika (z. B. Barbiturate, Benzodiazepine, Chloralhydrat)

- Antidepressiva mit starker antriebssteigernder Wirkung ohne sedierende Komponente (z. B. MAO-Hemmer, Fluoxetin, Venlafaxin)

- Antiparkinson-Medikamente (z. B. l-Dopa, Dopamin-Agonisten)

- Migränemedikamente (z. B. Methysergid)

- Nootropika (z. B. Piracetam)

Medikamentös induzierte Schlafstörungen werden vor allem durch zentral stimulierende Substanzen wie Koffein, Theophyllin oder Amphetamine hervorgerufen. Auch bei vielen Medikamenten, die in der Inneren Medizin angewendet werden, können Schlafstörungen als Nebenwirkung auftreten. Ein Absetzen der Medikamente ist nicht immer erforderlich, z. T. kann durch Umverteilung der Dosis (Hauptdosis am Morgen) eine Besserung erzielt werden. Da die Interaktionen, Wirkungen, aber auch Nebenwirkungen oft recht komplex sind, ist eine Abklärung mit dem verordnenden Arzt immer ratsam.

3.5.1 Einfluss von Medikamenten auf die nächtliche Atemfunktion

Mit den zunehmenden Erkenntnissen über die Häufigkeit und klinische Relevanz schlafbezogener Atemstörungen stellte sich die Frage, welchen Einfluss Medikamente, insbesondere Hypnotika, auf die Atmung während des Schlafs haben. Prinzipiell gilt, dass alle zentral dämpfenden Substanzen Auswirkungen auf die Atmung haben können, wenn sie in entsprechend hoher Dosierung verabreicht werden. Inwieweit Hypnotika in therapeutischen Dosierungen die nächtliche Atemfunktion beeinträchtigen können, ist für die Mehrzahl der gebräuchlichen Schlafmittel nur unzureichend untersucht worden.

Benzodiazepine können einerseits durch ihre atembeeinflussende Wirkung und andererseits durch die Muskelentspannung die Atmung ungünstig beeinflussen. In üblichen therapeutischen Dosierungen ist die Wirkung der Benzodiazepine auf die Atmung jedoch nur gering ausgeprägt, zumindest bei oraler Gabe der Substanzen. Wenige kontrollierte Studien zum Einfluss von Benzodiazepinen auf die Häufigkeit von Schlafapnoen ergaben zum Teil widersprüchliche Ergebnisse, sodass die Frage weiter untersucht werden muss.

Antidepressiva dagegen unterdrücken den REM-Schlaf und können zu einer Abnahme von Atemstillständen in der Nacht führen. Die Häufigkeit von Apnoen und Hypopnoen im REM-Schlaf nimmt im Normalfall zu, wird durch die antidepressive Medikation jedoch vermindert. Aufgrund des insgesamt zu geringen therapeutischen Nutzens im Hinblick auf die Verbesserung der Atmung im Schlaf kann jedoch die Gabe von stimulierenden Antidepressiva, auch aufgrund der zahlreichen Nebenwirkungen, nur in Ausnahmefällen empfohlen werden.

Generell sollten Patienten mit schlafbezogenen Atemstörungen sedierende Substanzen nur bei strenger Indikationsstellung einnehmen. Auf Benzodiazepine muss wegen der zusätzlichen Muskelentspannung bei Schlafapnoe-Patienten verzichtet werden.

3.5.2 Einfluss von Medikamenten auf periodische Beinbewegungen im Schlaf

Periodische Beinbewegungen im Schlaf können aufgrund der damit verbundenen häufigen Aktivierung zu einer Verschlechterung der Schlafqualität führen. Insbesondere bei älteren Patienten sowie bei bestimmten Erkrankungen, vor allem dem Restless-legs-Syndrom, aber auch bei Schlafapnoe, Narkolepsie und anderen neurologischen Erkrankungen, treten häufig periodische Beinbewegungen im Schlaf auf. Während dopaminerge Substanzen und Opiate diese Bewegungen unterdrücken, können andere Substanzen sie induzieren oder verstärken. Diesbezüglich liegen jedoch bislang keine kontrollierten Studien vor, sodass sich diese Angaben auf klinische Erfahrungen stützen. Nach unseren Beobachtungen führen am häufigsten Antidepressiva mit selektiver Serotonin-Wiederaufnahmehemmung sowie trizyklische Antidepressiva und Venlafaxin zu vermehrten periodischen Beinbewegungen im Schlaf. Auch andere Psychopharmaka wie Neuroleptika oder Lithium sowie Koffein können in Einzelfällen periodische Beinbewegungen induzieren. Ob und in welchem Ausmaß das isolierte Auftreten periodischer Beinbewegungen im Schlaf ohne Symptome eines Restless-legs-Syndroms von klinischer Relevanz ist, wurde bislang nicht hinreichend geklärt.

3.5.3 Einfluss von Alkohol auf den Schlaf

Alkohol wirkt sedierend und entspannend und infolge dessen schlafinduzierend, weshalb Alkohol häufig als Schlafmittel missbraucht wird. Nach dem Konsum von Alkohol ist jedoch der Tiefschlafanteil verringert und der REM-Schlaf wird unterdrückt. Das Durchschlafen ist dadurch verschlechtert, bei chronischem Alkoholgenuss können in der zweiten Nachthälfte vermehrt Albträume und frühmorgendliches Erwachen auftreten. Bei Patienten mit Alkoholabhängigkeit sind chronische Schlafstörungen, die oft auch nach Absetzen des Alkohols über längere Zeiträume andauern, sehr häufig.

Der ungünstige Einfluss von Alkohol auf die Atmung im Schlaf konnte in zahlreichen Studien gesichert werden. Alkohol kann Atemstillstände auslösen und somit das Schlafapnoe-Syndrom verschlechtern. Darüber hinaus konnte gezeigt werden, dass Schnarchen durch Alkohol verstärkt wird und bei Schnarchern Atemstillstände auftreten können, die zuvor nicht bestanden.

Aufgrund dieser Befunde sollten Patienten mit Schlafstörungen und vor allem Patienten mit schlafbezogenen Atemstörungen auf den Konsum von Alkohol verzichten.

Merke

Alkohol und verschiedene Medikamente können den Schlaf negativ beeinflussen. Alkoholkonsum führt erwiesenermaßen zu einer Verschlechterung der Schlafqualität und sollte bei bekannten Schlafstörungen vermieden werden.

Besondere Vorsicht ist bei Erkrankungen wie dem Schlafapnoe- und dem Restless-legs-Syndrom geboten. Bei medizinisch notwendigen Medikamenten kann eine Umverteilung der Dosis die Schlafprobleme reduzieren.

3.6 Psychische Erkrankungen

Psychische Erkrankungen, insbesondere Depressionen, zählen zu den häufigsten Ursachen von Schlafstörungen. Psychiatrisch bedingte Insomnien müssen von den primären psychophysiologischen Insomnien abgegrenzt werden, bei denen zwar psychische Faktoren wie Ängste vor Schlaflosigkeit, erhöhte Anspannung, schlafbehindernde Gedanken und Fehlkonditionierungen eine Rolle spielen, jedoch keine psychische Erkrankung im engeren Sinne vorliegt.

Nach einer Auswertung von Coleman von mehr als tausend untersuchten Insomniepatienten litten 34,9 Prozent an einer psychischen Erkrankung sowie 12,4 Prozent an einer Alkohol- und Drogenabhängigkeit. Dies weist darauf hin, dass psychische Erkrankungen die häufigste Ursache von Ein- und Durchschlafstörungen darstellen. Andere Untersuchungen fanden bei 53 Prozent der Betroffenen neben den Schlafstörungen eine psychische Erkrankung; 24 Prozent der Betroffenen litten an einer Depression. Immer wieder werden die zugrunde liegenden psychischen Erkrankungen übersehen, was die Bedeutung einer eingehenden Diagnostik unterstreicht.

Schlafstörungen können durch alle psychischen Erkrankungen ausgelöst werden. Hierfür werden verschiedene Erklärungsmodelle diskutiert: Zum einen wird davon ausgegangen, dass die Betroffenen aufgrund der psychischen Störung stärker sowohl psychisch als auch physisch aktiviert sind, was die Entspannungsfähigkeit reduziert. Zum anderen können die neurochemischen Veränderungen, die mit der psychischen Erkrankung einhergehen, auch den Schlaf beeinflussen. Auch der häufige Missbrauch von Alkohol und Drogen, die Nebenwirkungen therapeutisch verordneter Psychopharmaka sowie ungünstige Lebensgewohnheiten müssen in der Genese von Schlafstörungen bei psychischen Erkrankungen mitberücksichtigt werden. Die folgende Tabelle fasst die möglichen Ursachen zusammen.

Tabelle 7: Ursachen von Schlafstörungen bei psychischen Erkrankungen

- Erhöhtes emotionales und physiologisches Arousal infolge des psychischen Stresses bei Angst, Ärger, Wut, Niedergeschlagenheit etc.
- Neurobiologische Störung (hypothetisch, z. B. relatives Überwiegen des cholinergen über das adrenerge und serotonerge System bei Depression, erhöhte Sekretion von Corticotropin-Releasinghormon bei Depression, dopaminerge Überaktivität bei Psychosen)
- Störung biologischer Rhythmen, z. B. bei Depression
- Missbrauch von Medikamenten, Alkohol und Drogen
- Nebenwirkungen therapeutisch verordneter Psychopharmaka
- Ungünstige Lebensgewohnheiten aufgrund der psychischen Erkrankung, z. B. fehlende Tagesstruktur, Inaktivität, verschobener Schlaf-Wach-Rhythmus

Insgesamt wird davon ausgegangen, dass je schwerer die psychische Erkrankung, desto schwerer in der Regel auch die begleitende Schlafstörung ist. Die Verbesserung des Schlafs zeigt oft auch die Besserung der psychischen Erkrankung an.

Merke

Wenn Schlafstörungen durch eine psychische Erkrankung ausgelöst werden, reicht es nicht, die Schlafstörung zu behandeln, sondern es muss immer auch eine Therapie der zugrunde liegenden psychischen Erkrankung erfolgen. Die Behandlung kann durch die Einnahme von Medikamenten unterstützt werden.

3.6.1 Störungen des Schlaf-Wach-Rhythmus

Unter Störungen des zirkadianen Rhythmus werden Schlafstörungen zusammengefasst, bei denen es zu Verschiebungen im Hormonhaushalt, der Körpertemperatur und des Schlaf-Wach-Rhythmus kommt. Die entsprechenden Störungen werden im Folgenden näher erläutert.

Syndrom der verzögerten Schlafphase
Unter dem Syndrom der verzögerten Schlafphase versteht man eine Verschiebung der Einschlaf- und Aufwachzeiten um zirka drei bis sechs Stunden. Die Betroffenen sehen diese Art der Schlafstörung häufig nicht als Problem an, solange sie nicht in ihrem Alltagsleben zu sozial üblichen Zeiten aktiv sein müssen. Es gelingt den Betroffenen bei diesem Krankheitsbild nicht, zu normalen Zeiten zu Bett zu gehen, sondern sie folgen einem eigenen Rhythmus. Vor allem Jugendliche leiden häufig unter dieser Art der Schlafstörung (zirka 10 Prozent) und als Auslöser wird eine genetische Disposition diskutiert. Es wird davon ausgegangen, dass verschiedene Hormone (z. B. Cortisol) später ausgeschüttet werden als bei der Mehrheit der Normalbevölkerung.

Jetlag-Syndrom
Das Jetlag-Syndrom entsteht durch einen Zeitzonenwechsel, zum Beispiel nach Transmeridianflügen, und führt zu Ein- und Durchschlafstörungen, erhöhter Tagesmüdigkeit, Konzentrationsstörungen und anderen körperlichen Problemen (zum Beispiel Übelkeit). Zusammengenommen führen die Symptome häufig zu Beeinträchtigungen im alltäglichen Funktionieren. Fast alle Menschen leiden nach einer weiten Reise über viele wechselnde Zeitzonen unter den oben genannten Auswirkungen, bei älteren Menschen treten die Probleme häufig ausgeprägter auf. Ausgelöst werden die Symptome durch eine entstehende Diskrepanz zwischen dem Schlaf-Wach-Rhythmus und inneren biologischen Abläufen (zum Beispiel Körpertemperatur, Hormonausschüttung). Die Anpassung an den neuen biologischen Rhythmus erfolgt in einem Zeitrahmen von zirka einer Stunde pro Tag, wohingegen die Angleichung des Schlaf-Wach-Rhythmus an den Hell-Dunkel-Rhythmus schneller erfolgt. Vorbeugend sollte bei kurzen Aufenthalten in neuen Zeitzonen der alte Rhythmus so gut wie möglich beibehalten werden; bei längeren Aufenthalten sollte man sich noch während des Flugs an die neue Zeit anzupassen versuchen.

Störungen durch Schichtarbeit

Schichtarbeit (Wechsel zwischen Früh-, Spät- und Nachtschicht) oder Dauernachtschicht ist in Deutschland ein weit verbreitetes Phänomen und betrifft zirka 20 Prozent aller Arbeitnehmer. Bei Schichtarbeit sucht sich der Körper seinen eigenen Rhythmus: Schichtarbeiter müssen dann aktiv sein, wenn der Organismus eigentlich auf eine Ruhepause eingestellt ist, und sollen sich erholen, wenn der Körper aktiviert und auf Leistung programmiert ist. Verstärkend wirkt der Hell-Dunkel-Rhythmus, der ebenfalls Auswirkungen auf unseren Schlaf-Wach-Rhythmus hat.

Die Auswirkungen der Schichtarbeit sind vielfältig und führen zu Ein- und Durchschlafstörungen, geringerer Erholsamkeit des Schlafs, Beeinträchtigungen der Stimmung und des Antriebs, Konzentrationsstörungen und Hypersomnie. Zusätzlich ist Schichtarbeit ein Risikofaktor für verschiedene körperliche Erkrankungen wie kardiovaskuläre oder gastrointestinale Beschwerden. Untersuchungen gehen davon aus, dass zirka 25 Prozent der Schichtarbeiter unter Schlafstörungen leiden, wobei die Häufigkeit der Erkrankung ab dem 45. Lebensjahr deutlich zunimmt. Neben dem Alter beeinflussen die Persönlichkeit, körperliches Befinden, das familiäre Umfeld und Wohnbedingungen die Ausprägung der Beeinträchtigungen.

Merke

Störungen des zirkadianen Rhythmus entstehen durch eine Verschiebung der Schlaf-Wach-Phasen und kommen zum Beispiel durch zu spätes oder zu frühes Zubettgehen, einen Zeitzonenwechsel oder regelmäßige Schichtarbeit zustande.

3.6.2 Störungen des Nachtschlafs (Parasomnien)

Unter Parasomnien werden Störungen verstanden, die mit dem Schlaf einhergehen und den Schlafprozess unterbrechen. Die Störungen können beim Erwachen, beim teilweisen Erwachen oder auch beim Schlafstadienwechsel auftreten.

Nächtliche Albträume

Albträume sind Träume, die mit negativen Erlebnissen und Bildern unangenehme Gefühle wie Angst und Panikzustände auslösen können und in der Regel zu Erwachen führen. Der Traum wird meist gut erinnert und nach dem Erwachen ist eine vollständige Orientierung und Wahrnehmung möglich, auch wenn die unangenehmen Gefühle oft noch länger bestehen. Albträume erlebt fast jeder Mensch, häufiger werden sie aber von Kindern und Frauen berichtet. Sie treten unter anderem in belastenden Lebenssituationen oder nach einschneidenden Lebensereignissen (zum Beispiel Gewalttaten, Naturkatastrophen) auf, sodass häufig ein psychogener Auslöser vorliegt. Bei einigen psychischen Erkrankungen, wie zum Beispiel der posttraumatischen Belastungsstörung, sind Albträume ein häufiges Symptom. Wenn Albträume häufiger auftreten, sollte eine professionelle Behandlung erfolgen. Eine spezielle Therapie im Umgang mit Albträumen ist die sogenannte «Imagery Rehearsal Therapy», bei der eine erneute Auseinandersetzung mit dem Traum stattfindet und in der Folge eine Neubewertung oder Umdeutung erfolgt.

Pavor nocturnus
Unter Pavor nocturnus versteht man das plötzliche panikartige Aufschrecken aus dem Schlaf, das meist mit einem Schrei beginnt und häufig in der Tiefschlafphase im ersten Drittel der Nacht auftritt. Die Betroffenen zeigen in solchen Situationen deutliche Anzeichen von Angst und Panik und reagieren mit den dazugehörigen vegetativen Symptomen wie Schwitzen, erhöhter Atem- und Pulsfrequenz. Im Gegensatz zu nächtlichen Albträumen werden beim Pavor nocturnus keine oder nur Teile von Träumen erinnert und es besteht in der Früh meist eine Amnesie bezüglich der Ereignisse in der Nacht.

Fallbericht:

Ein 38-jähriger Mann, verheiratet, zwei Kinder, berichtet, dass sein Schlaf schon immer eher unruhig gewesen sei. Er habe sehr oft im Schlaf gesprochen. Immer wieder kommt es vor, dass er sich meist in der ersten Nachthälfte plötzlich im Bett aufsetzt und dabei manchmal laut schreit. Meist kann er sich an nichts erinnern und schläft einfach weiter. Gelegentlich kommt es sogar vor, dass er aufspringt und zur Tür rennt. Manchmal kann er sich an kurze, sehr angstbesetzte Traumbilder erinnern, zum Beispiel dass er massiv bedroht oder verfolgt wird und fliehen muss. Im Rahmen einer dieser Attacken springt er mitten in der Nacht aus dem Bett auf, rennt zum Fenster und springt hinaus, wobei er sich einen Knochenbruch zuzieht. Noch im Springen erwacht er, kann aber den Sturz nicht mehr aufhalten.

Diese Art der Erkrankung tritt vorwiegend im Kindes- und Jugendalter auf und nimmt mit zunehmendem Alter ab. Ursache des Pavor nocturnus ist eine Störung der Aktivierungsprozesse zwischen den Tiefschlaf- und den Wachphasen. Bei Erwachsenen werden derartige Störungen hauptsächlich in schwierigen Lebenssituationen berichtet. Pavor nocturnus wird als harmlos eingeschätzt und sollte vor allem dann behandelt werden, wenn die Ängste im Vordergrund stehen.

Somnambulismus

Somnambulismus-Episoden (= Schlafwandeln) treten ähnlich dem Pavor nocturnus hauptsächlich im ersten Drittel der Nacht auf. Während des Schlafwandelns sind die Augen meist geöffnet und der Schlafwandler ist in der Lage, sich zu orientieren und Gegenständen auszuweichen, auch wenn entgegen der landläufigen Meinung durchaus ein Verletzungsrisiko besteht. Auch das Sprechen ist teilweise möglich. Meist werden in den einige Sekunden oder Minuten dauernden Episoden einfache Handlungen ausgeführt (zum Beispiel Toilettengang), die in der Früh häufig nicht erinnert werden. Wenn ein Schlafwandler während einer Episode geweckt wird, ist er häufig für kurze Zeit desorientiert.

Ähnlich wie die anderen Parasomnien tritt auch das Schlafwandeln vor allem im Kindes- und Jugendalter auf, wobei Jungen häufiger betroffen sind als Mädchen; in der Pubertät hört das Schlafwandeln meist von selbst auf. Auch die Ursache zeigt Gemeinsamkeiten mit dem Pavor nocturnus: Beim Schlafwandeln wird von Störungen in den Aktivierungsprozessen ausgegangen; zudem wird eine genetische Ursache bei der Entstehung der Störung vermutet. In schwierigen Lebensphasen oder Stresssituationen treten die Episoden gehäuft auf. Vorbeugend können gewisse Sicherheitsvorkehrungen getroffen werden (zum Beispiel Balkontür abschließen), um Verletzungen zu vermeiden. Eine Behandlung ist vor allem dann ratsam, wenn das Schlafwandeln regelmäßig auftritt beziehungsweise zu Einschränkungen im alltäglichen Funktionieren führt.

Merke

Als Parasomnien werden mit dem Schlafen einhergehende und ihn unterbrechende Phänomene wie Albträume, Pavor nocturnus oder Schlafwandeln bezeichnet. Stellen diese eine Belastung für den Betroffenen dar, lassen sie sich durch gezielte Therapie oder Vorkehrungen verringern und eine mögliche Gefahr kann minimiert werden.

3.6.3 Erhöhtes Schlafbedürfnis (Hypersomnien)

Im Gegensatz zu den Insomnien, bei denen die Schlafenszeit durch Ein- und Durchschlafstörungen verringert ist, sind Hypersomnien durch ein vermehrtes Schlafbedürfnis gekennzeichnet. Bei der primären Hypersomnie ist der Nachtschlaf verlängert, wird aber von den Betroffenen als nicht erholsam erlebt, führt häufig zu Desorientierung und mündet in einer exzessiven Tagesmüdigkeit, die auch durch «Mittagsschläfchen» nicht reduziert werden kann. Zusätzlich fällt das Aufstehen in der Früh auch mit verschiedenen Weckern sehr schwer, was ebenfalls negative Auswirkungen auf Schule, Beruf oder soziale Kontakte haben kann. Hypersomnie ist in der Allgemeinbevölkerung eher selten und es wird von einer genetischen Ursache ausgegangen.

Diagnostische Kriterien der Hypersomnie:

- Klagen über übermäßige Schlafneigung während des Tages oder über Schlafanfälle oder einen verlängerten Übergang zum vollen Wachzustand (Schlaftrunkenheit), die nicht durch eine inadäquate Schlafdauer erklärbar sind.
- Diese Schlafstörung tritt fast täglich über mindestens einen Monat oder in wiederkehrenden Perioden kürzerer Dauer auf und verursacht entweder einen deutlichen Leidensdruck oder eine Beeinträchtigung der alltäglichen Funktionsfähigkeit.
- Fehlen von zusätzlichen Symptomen einer Narkolepsie (Kataplexie/affektiver Tonusverlust, Wachanfälle mit Tonusverlust der Muskulatur, hypnagoge Halluzinationen) oder von klinischen Hinweisen für eine Schlafapnoe (nächtliche Atempausen, typische intermittierende Schnarchgeräusche etc.).
- Verursachende organische Faktoren, wie zum Beispiel neurologische oder andere somatische Krankheitsbilder, Störungen durch Einnahme psychotroper Substanzen oder eine Medikation, fehlen.

Merke

Als Hypersomnie bezeichnet man ein überhöhtes Schlafbedürfnis im Tagesverlauf beziehungsweise einen deutlich verlängerten Nachtschlaf. Diese Schlafstörung ist sehr selten.

3.6.4 Schlafkrankheit (Narkolepsie)

Narkolepsie ist eine seltene, lebenslang andauernde Schlafstörung, deren Hauptmerkmal eine extreme Müdigkeit und Schläfrigkeit am Tag darstellt. Ein weiteres Kernsymptom, ausgelöst durch plötzlich auftretende intensive Emotionen, ist eine besondere Form der Muskellähmung, die sogenannte Kataplexie. Das plötzliche Einschlafen tritt zu Beginn meist in eher monotonen Situationen auf und wird dabei nicht als krankhaft erlebt. Ein besonderer Leidensdruck entsteht, wenn das Einschlafen auch in anderen, eigentlich aktivierenden Situationen auftritt und nicht gesteuert werden kann (= imperative Einschlafneigung). Eine Schlafattacke dauert im Durchschnitt 10 bis 20 Minuten und der Betroffene ist in dieser Zeit erweckbar. Die Betroffenen fühlen sich nach einem kurzen Schlaf erholt und ausgeruht, werden aber nach einiger Zeit erneut müde und erschöpft und es kommt zu weiteren Attacken. Im Verlauf nimmt die Müdigkeit immer mehr zu und die Lebensqualität wird stark beeinträchtigt.

Fallbericht:

15-jährige Schülerin leidet nach unauffälliger Entwicklung seit einigen Monaten an massiver Müdigkeit und immer wieder während des Tages auftretender starker Schläfrigkeit. Wiederholt schläft sie im Unterricht ein. Nachts schläft sie ausreichend lange, wacht aber gelegentlich auf und hat häufig Albträume, besonders beim Einschlafen.

Erst auf Nachfragen berichtet sie, dass sie gelegentlich in Situationen, wenn zum Beispiel jemand einen Witz erzählt oder wenn sie lachen muss oder aber auch bei Überraschungen, eine plötzliche, ganz kurze Muskelschwäche verspürt, die nach außen kaum bemerkbar ist. Manchmal sackt der Kopf in solchen Situationen nach vorne, wie wenn man im Sitzen einnickt. Verschiedene Untersuchungen beim Hausarzt ergeben keine körperlichen Ursachen der starken Schläfrigkeit. Die schulischen Leistungen lassen nach, weil sie nur die Hälfte des Unterrichts mitbekommt. Sie ist auch wiederholt von Lehrern stark kritisiert worden und schämt sich wegen des Einschlafens, kann aber nichts dagegen tun.

Situationen, in denen starke Emotionen, wie zum Beispiel Ärger, Trauer, Freude oder Überraschung, auftreten, können zu einem kurzzeitigen Nachlassen der Muskelspannung (**Kataplexie**) führen. Betroffene verlieren teilweise (zum Beispiel Entgleiten der Gesichtszüge, verwaschene Sprache) oder vollständig (zum Beispiel zu Boden stürzen, in die Knie gehen, sich nicht bewegen können) die Kontrolle über die Muskulatur. Diese Attacken dauern von Sekundenbruchteilen bis zu einigen Minuten. Je nach Situation und Dauer können unkontrollierte Stürze, Verletzungen oder Unfälle die Folge sein. Oft versuchen Narkolepsiepatienten diese Muskellähmungen zu vermeiden, woraus sozialer Rückzug oder Unterdrückung der Gefühle resultieren können. Kataplexie unterscheidet die Narkolepsie von anderen Formen der Schlafstörungen, die Muskellähmung ist ein spezifisches Merkmal der Narkolepsie. Allerdings ist das Symptom der Muskellähmung oft sehr diskret, es kann fehlen bzw. aufgrund des sehr kurzen, nur Sekundenbruchteile andauernden Auftretens nicht bemerkt werden.

Neben Tagesschläfrigkeit und Kataplexien kann das Krankheitsbild der Narkolepsie von weiteren Beschwerden begleitet sein. Viele Patienten berichten, in erster Linie beim Einschlafen, von sehr real erscheinenden Träumen, meist geprägt von bedrohlichem oder beängstigendem Charakter wie zum Beispiel einer Verfolgungssituation. Diese sogenannten hypnagogen Halluzinationen treten aufgrund des nahtlosen Übergangs vom Wachen in den REM-Schlaf, auch Traumschlaf genannt, auf.

Des Weiteren leiden die meisten Narkopletiker an nächtlichen Durchschlafstörungen sowie Schlaflähmungen, einer vollständige Bewegungsunfähigkeit beim Erwachen, die manchmal minutenlang anhalten kann. Andere Patienten führen noch im Halbschlaf automatisch monotone Aktivitäten, wie zum Beispiel Kritzeln, fort, an die sie sich später meist nicht erinnern können. Kopfschmerzen, Gewichtszunahme, Sehstörungen oder Frösteln auf der körperlichen Seite, depressive Verstimmungen, Reizbarkeit sowie sozialer Rückzug auf der psychischen Ebene sind weitere unspezifische Beschwerden, die durch ständige Müdigkeit bedingt werden.

Häufigkeitsschätzungen gehen davon aus, dass etwa eine bis fünf pro 10 000 Personen von dieser Krankheit betroffen sind, wobei das Verhältnis von Männern zu Frauen etwa gleich zu sein scheint. Die Erkrankung tritt meist zwischen dem 15. und 25. Lebensjahr auf, ein schleichender Beginn ist häufig. Seit einigen Jahren ist bekannt, dass Narkolepsie mit einem Mangel des Neuropeptids Orexin, das für Wachheit, Bewegung sowie für das autonome Nervensystem zuständig ist, verbunden ist. Es kommt zu einer Störung des Schlaf-Wach-Rhythmus sowie der unterschiedlichen Schlafphasen (Non-REM-Schlaf, REM-Schlaf). Narkoleptiker fallen vom Wachen direkt in den sogenannten REM-Schlaf, gesunde Personen hingegen erst nach über einer Stunde. Es wird angenommen, dass das Immunsystem körpereigene Zellen, die den Botenstoff Orexin herstellen, angreift und zerstört, weshalb auch von einer **Autoimmunerkrankung** gesprochen wird. Als Ursache der Narkolepsie wird zum einen von einer genetischen Vorbelastung ausgegangen. Die Wahrscheinlichkeit, an einer Narkolepsie zu erkranken, ist bei Angehörigen von Narkolepsiepatienten mit dem Faktor 38 bis 50 deutlich erhöht. Zum anderen erhöhen bestimmte Umweltfaktoren – Stress, Belastungen, Schichtarbeit, unregelmäßige Schlafzeiten, Kopfverletzungen, Infektionen, Übergewicht – die Wahrscheinlichkeit, an einer Narkolepsie zu erkranken. Bei Verdacht auf Narkolepsie sollte die Diagnose im Schlaflabor überprüft werden. Des Weiteren kann eine Blutuntersuchung Hinweise auf die Erkrankung liefern.

Eine vollständige Heilung der Narkolepsie ist bislang nicht möglich. Sowohl medikamentöse als auch nichtmedikamentöse Therapiemöglichkeiten stützen sich daher auf die Linderung der Symptome. Medikamentös werden zur **Behandlung** der Tagesmüdigkeit meist Stimulantien wie Koffein oder Amphetamine eingesetzt, um die Phasen der Wachheit zu verlängern. Medikamente, die den REM-Schlaf unterdrücken und auch bei der Behandlung von Depressionen eingesetzt werden, sind für Kataplexien das Mittel der ersten Wahl. Bei starker Beeinträchtigung des Nachtschlafs können Schlafmittel verabreicht werden. Bei allen Medikamenten muss auf die Nebenwirkungen sowie auf die Toleranzentwicklung und die Möglichkeit einer Abhängigkeit hingewiesen werden. Aus diesem Grund sollten Medikamente nicht voreilig, sondern vor allem bei deutlicher Beeinträchtigung des Lebensvollzugs gegeben werden.

Nichtmedikamentöse Therapiemöglichkeiten sollten bevorzugt und stets die medikamentöse Behandlung ergänzend eingesetzt werden. Ein Verständnis der Krankheit ist Voraussetzung für die Akzeptanz. Daher ist die Wissens- und Informationsvermittlung sehr wichtig. Auch Angehörige, Freunde, Kollegen und Bekannte sollten über die Krankheit informiert werden, um die Beschwerden der Patienten zu verstehen und beispielsweise riskante Schlaf- oder Lähmungsattacken abfangen zu können. Die wichtigste Maßnahme stellt die Tagesstrukturierung dar. Narkoleptiker werden dazu angehalten, gezielt mehrere – abhängig vom Schweregrad ihrer Erkrankung – Schlafpausen in ihren Tagesablauf zu integrieren, um die berufliche und private Leistungsfähigkeit so gut es geht zu erhalten. Selbsthilfeorganisationen bieten Betroffenen die Möglichkeit, sich mit anderen Patienten auszutauschen und Verständnis sowie Unterstützung zu erfahren. Auch eine psychosoziale Beratung, beispielsweise das Hinzuziehen eines Sozialberaters, kann für viele eine Hilfe sein. Eine gesunde Lebensweise – das heißt ausreichend Bewegung, eine ausgewogene Ernährung, wenig Alkohol, um der Gewichtszunahme sowie der Müdigkeit vorzubeugen – stellt einen weiteren Ansatzpunkt dar.

Merke

Narkolepsie ist eine sehr seltene Schlafstörung und gekennzeichnet durch eine plötzliche, überwältigende Schläfrigkeit einerseits und eine kurzzeitige Muskellähmung (Kataplexie) andererseits, die insbesondere in emotionalen Situationen auftritt und bis zu einige Minuten andauern kann. Auffällig sind außerdem sehr realistische Träume (hypnagoge Halluzinationen), Durchschlafstörungen und Schlaflähmungen. Therapieansätze können die Symptome lindern.

3.6.5 Restless-legs-Syndrom

Das sogenannte Restless-legs-Syndrom (RLS) oder Syndrom der unruhigen oder ruhelosen Beine ist eine neurologische Erkrankung, die den meisten Patienten im wahrsten Sinne des Wortes den Schlaf raubt. Sobald sich der Betroffene zur Ruhe begibt und beim Liegen und Einschlafen die erste Entspannung einsetzt, ist vor allem in den Beinen, gelegentlich auch in den Armen, ein Kribbeln spürbar, als ob Ameisen darüber liefen. Gelegentlich kommt es auch zu Verkrampfungen und die Beine schmerzen. Erst wenn der Betroffene die Beine oder Arme wieder aktiv bewegt, verschwinden die Beschwerden, treten aber erneut auf, sobald er entspannt und einzuschlafen beginnt.

Fallbericht:

Ein 70-jähriger Rentner klagt über seit 30 Jahren bestehende, zuletzt massive Schlafstörungen, vor allem Einschlafstörungen. Wenn er sich abends ins Bett legt, tritt eine Unruhe auf, vor allem in den Beinen, gelegentlich auch in den Armen, die er mit verschiedenen Mitteln zu bekämpfen versucht: Massieren der Beine, Bürsten der Waden, immer wieder Aufstehen und Umhergehen. Dadurch lässt der Bewegungsdrang, der auch mit einem unangenehmen Kribbeln verbunden ist, vorübergehend nach, tritt aber, sobald er sich wieder hinlegt, erneut auf. Zwischen 1:00 und 2:00 Uhr lässt dieser Bewegungsdrang etwas nach, frühmorgens ist er deutlich geringer ausgeprägt. Insgesamt schläft der Patient nur 4 bis 5 Stunden pro

Nacht, ist dadurch massiv gestresst im Sinne ständiger Abgeschlagenheit und Müdigkeit tagsüber. Es besteht zudem ein schwer einstellbarer Bluthochdruck. Im Rahmen eines Herzinfarkts und einer stationären Behandlung wurde erstmalig die Diagnose eines schweren Restless-legs-Syndroms gestellt. Unter der Einstellung mit einem Dopamin-Antagonisten kommt es praktisch zu einer vollständigen Remission der Restless-legs-Symptomatik mit massivem Zugewinn an Lebensqualität und einer Normalisierung der zuvor schwer einstellbaren arteriellen Hypertonie.

Abzugrenzen ist die geschilderte Symptomatik von gelegentlichen nächtlichen Muskelkrämpfen, wie sie nach größerer sportlicher Anstrengung auftreten können und meist durch einen Magnesiummangel entstehen, der leicht ausgeglichen werden kann.

Die Betroffenen geraten, bedingt durch ihre Beschwerden, in einen wahren Teufelskreis. Legen sie sich hin, um Ruhe zu finden, beginnen die Beschwerden, die erst enden, wenn sie wieder aufstehen und sich bewegen. Dadurch ist vor allem der erste Teil der Nacht, in dem üblicherweise der zur Erholung notwendige Tiefschlaf stattfindet, massiv gestört. Es ist daher verständlich, dass die Betroffenen unter einer massiven Schlafstörung mit erheblicher Beeinträchtigung ihrer Leistungsfähigkeit am Tag leiden. Solche nächtlichen Bewegungsstörungen sind zum großen Teil genetisch bedingt. Auszuschließen ist immer auch ein Eisenmangel oder eine sogenannte Polyneuropathie, die häufig als Folge eines Diabetes mellitus zu beobachten ist. Gelegentlich findet sich die Erkrankung auch im Verlauf einer Schwangerschaft oder bei Patienten, die dialysiert werden müssen.

Wenn die Erkrankung erkannt wurde, stehen inzwischen recht gute Behandlungsmöglichkeiten zur Verfügung. Man vermutet, dass die Ursache des Restless-legs-Syndroms ein Dopamin-Mangel ist, da Medikamente, die den Dopamin-Spiegel im Gehirn erhöhen (Dopamin-Agonisten), die geschilderte Symptomatik deutlich lindern. Mittlerweile sind zwei verschiedene dopaminerge Medikamente für die Behandlung des RLS in Deutschland zugelassen (Rotigotin und Ropinirol).

Merke

Als Restless-legs-Syndrom wird eine neurologische Störung bezeichnet, bei der die Betroffenen in Entspannungsphasen ein Kribbeln bis hin zu Verkrampfungen in den Beinen (gelegentlich auch Armen) spüren, das sich erst durch Bewegung lindern lässt. Vor allem der erste Teil der Nacht wird hierdurch massiv gestört.

Literatur

Mayer, G. (2009): Schlafbezogene Bewegungsstörungen und Parasomnien. Nervenheilkunde Heft 5, S. 267–272

3.6.6 Idiopathische Hypersomnien

Viele Menschen leiden aus unbekannten Gründen (= idiopathisch) unter einem erhöhten Schlafbedürfnis (= Hypersomnie), der sogenannten idiopathischen Hypersomnie. Häufig führt diese Krankheit dazu, dass die Betroffenen tagsüber in unterschiedlichsten, oft unpassenden Situationen, wie zum Beispiel Besprechungen, einschlafen. Unterschieden wird generell zwischen idiopathischer Hypersomnie mit normaler Schlafdauer (< 10 Stunden) und mit langer Schlafdauer (> 10 Stunden).

Im Gegensatz zur Narkolepsie geht die übermäßige Schläfrigkeit jedoch nicht mit Muskellähmungen einher. Ebenso wenig ist der Schlaf am Tag erholsam, die Abfolge der Schlafzyklen (REM, Non-REM) ist normal. Nachts schlafen die Betroffenen meist durch, bei vielen ist die Einschlaflatenz etwas verkürzt (Einschlaflatenz: 5 bis 10 Minuten), die Nachtschlafdauer hingegen im Vergleich zu gesunden Personen erhöht. Trotzdem fällt es den Betroffenen schwer, morgens aus dem Bett zu kommen und wach zu werden. Viele sind nur sehr schwer erweckbar. Häufig werden sowohl nach dem Nacht- als auch nach dem Tagschlaf Zustände der Schlaftrunkenheit berichtet. Eine Beeinträchtigung der beruflichen und privaten Belastungsfähigkeit ist häufig die Folge.

Die Ursache der erhöhten Schläfrigkeit ist bislang unklar. Ähnlich wie bei der Narkolepsie wird jedoch eine familiäre Häufung beobachtet. Die Erkrankung manifestiert sich meist im Jugendalter und bleibt ein Leben lang bestehen. Häufigkeitsschätzungen gehen davon aus, dass etwa 0,03 bis 0,13 Prozent von der Erkrankung betroffen sind. Eine Diagnose wird zumeist nur über das Ausschlussverfahren möglich. Das bedeutet, dass andere Ursachen für eine erhöhe Schläfrigkeit wie etwa die Narkolepsie, das Restless-legs-Syndrom sowie körperliche oder psychische Beschwerden zunächst ausgeschlossen werden müssen. Als grober Richtwert ist bei einem länger als drei bis sechs Monaten stark erhöhten Schlafbedürfnis eine Untersuchung im Schlaflabor indiziert.

Da die Ursache der Erkrankung nicht bekannt ist, kann eine Behandlung lediglich symptomorientiert erfolgen. Allerdings liegen hierzu nur wenige Daten vor. Wie bei der Narkolepsie besteht das Ziel in einer Linderung der Beschwerden. Das Wissen, dass die extreme Schläfrigkeit eine Krankheit darstellt, kann für Betroffene und Angehörige bereits sehr entlastend wirken. Maßnahmen der Schlafhygiene, wie zum Beispiel regelmäßige Schlafzeiten mit ausreichend viel Schlaf oder ein kühler und dunkler Schlafraum, stellen eine nichtmedikamentöse Strategie dar. Gezielt eingeplante Schlafzeiten am Tag können – anders als bei Narkolepsiepatienten, die den Tagschlaf als erholsam erleben – die Schlaftrunkenheit bei Betroffenen allerdings verstärken.

Medikamentös kommen vor allem wachheitsfördernde Medikamente wie Stimulantien infrage. Modafinil ist hier das Mittel der ersten Wahl, da in einer kleinen Anzahl von Studien damit geringe positive Effekte erzielt werden konnten. Allerdings sind stets Nebenwirkungen, Toleranzentwicklung und Abhängigkeit im Auge zu behalten.

Merke

Als idiopathische Hypersomnie bezeichnet man ein vermehrtes Schlafbedürfnis unbekannter Ursache bei ansonsten unauffälliger Schlafstruktur, aber erhöhter Nachtschlafdauer. Eine Diagnose erfolgt meist nur über den Ausschluss anderer Erkrankungen, eine Behandlung symptomorientiert.

Literatur

American Academy of Sleep Medicine (2005): International Classification of Sleep Disorders, Second Edition: Diagnostic and Coding Manual, Westchester, Ill. American Academy of Sleep Medicine

Paper 1: Deutsche Narkolepsie-Gesellschaft e. V.: Narkolepsie – Eine Information für Patienten, Angehörige und Ärzte

Paper 2: Was ist Narkolepsie?- Paper: Neues von der Narkolepsie – Tag der Narkolepsie 18.03.2012

Schredl, M. (2009): Hypersomnische Störungen. In: Stuck B. et al. (Hrsg.) Praxis der Schlafmedizin: Schlafstörungen bei Erwachsenen und Kindern. Springer, Heidelberg

Voderholzer, D., Hohagen F. (2000): Schlafstörungen bei neurologischen Erkrankungen. In: Barthlen, G. M., Virchow J.-C. u. Matthys, H.: Handbuch Schlafmedizin. Dustri Verlag Dr. Karl Feistle, München-Deisenhofen

Zulley, J. (2008): So schlafen Sie gut! Verlag Zabert Sandmann, München

3.7 Chronisches Erschöpfungs-Syndrom (Fatigue-Syndrome)

Das Chronische Erschöpfungs-Syndrom ist durch eine dauerhafte Müdigkeit gekennzeichnet, die nicht zu vermehrtem Tages- oder Nachtschlaf führt. Der Schlaf wird von den Betroffenen meist als wenig erholsam und eher leicht beschrieben, zudem treten immer wieder Wachphasen auf. Die Betroffenen leiden neben der Erschöpfung häufig auch an weiteren körperlichen Beschwerden wie Kopfschmerzen, Tinnitus, Muskelschmerzen oder an psychischen Erkrankungen (zum Beispiel Depressionen).

Frauen sind häufiger betroffen als Männer und die Erkrankung beginnt meist zwischen dem 30. und 40. Lebensjahr. Als Ursache wird eine akute oder chronische Virusinfektion diskutiert, was bisher jedoch nicht bestätigt werden konnte. In der Therapie sollte der Fokus auf der langsamen Steigerung der körperlichen Aktivitäten liegen.

Merke

Im Unterschied zur idiopathischen Hypersomnie ist das chronische Erschöpfungs-Syndrom durch dauerhafte Müdigkeit, nicht aber durch vermehrten Tages- oder Nachtschlaf gekennzeichnet.

3.8 Schlafstörungen durch organische Erkrankungen

Insomnie, Hypersomnie oder nicht erholsamer Schlaf sind häufige Begleiterscheinungen organischer Erkrankungen. Die Hyperthyreose ist ein typisches Beispiel für das regelhafte Auftreten von Insomnien im Rahmen einer internistischen Grunderkrankung. Ebenso sind alle Störungen, die mit Schmerzen einhergehen, verständlicherweise mit erheblichen Ein- und/oder Durchschlafstörungen verbunden. Störungen des Schlaf-Wach-Rhythmus finden sich zum Beispiel auch bei Blindheit. Schwere Nierenerkrankungen wie eine Urämie oder hämatologische Erkrankungen wie eine Anämie können mit einer Restless-legs-Symptomatik einhergehen. Häufig finden sich bei organischen, aber auch psychischen Erkrankungen die relativ unspezifischen Beschwerden des sogenannten Fatigue-Syndroms (siehe oben).

Schlafbezogene Beschwerden werden von den Patienten üblicherweise nicht spontan erzählt. In der organmedizinischen Diagnostik und Anamneseerhebung ist es derzeit kein Standard und damit nicht üblich, nach Störungen des Schlaf-Wach-Rhythmus zu fragen. Eine Reihe von internistischen Erkrankungen geht mit typischen Schlafstörungen einher, unter anderem die Fibromyalgie, die schlafbezogene kardiale Ischämie sowie der schlafbezogene gastroösophageale Reflux (siehe auch Tabelle 5, Seite 51).

Ein Beispiel einer Hypersomnie bei organischen Erkrankungen ist die posttraumatische Hypersomnie. Diese tritt infolge einer traumatischen Schädigung des Gehirns auf und kann neben den typischen Symptomen von übermäßigem Schlafbedürfnis und einer fehlenden Erholsamkeit des Schlafs zu Kopfschmerzen und Konzentrations- und Merkfähigkeitsproblemen führen.

Merke

Schlafstörungen können infolge verschiedener körperlicher Erkrankungen (Nieren-, Atemwegs- oder Herzerkrankungen) auftreten.

3.9 Folgen von Schlafstörungen

Chronische Schlafstörungen können für die Betroffenen schwerwiegende körperliche, psychische und soziale Folgen haben. Hat man in der Nacht zu wenig Schlaf bekommen, fühlt man sich am nächsten Tag häufig unausgeglichen, unkonzentriert und erschöpft. Diese Schlafdefizite holen gesunde Schläfer in den darauffolgenden Nächten wieder auf und die Folgen sind meist gering. Dauern die Schlafstörungen jedoch über einen längeren Zeitraum an, können sie sich massiv auf die Alltagsfähigkeit auswirken.

Im sozialen Bereich erleben von Schlafstörungen Betroffene häufig **schulische oder berufliche Probleme**, die auf die eingeschränkte Konzentrationsfähigkeit und die geringe Produktivität zurückzuführen sind. Langfristig können diese Leistungseinbußen in schweren Fällen zu einer erhöhten Anzahl an Fehltagen und auch Unfällen führen. Eine Studie zeigte, dass die Unfallgefahr bei Betroffenen mit Schlafstörungen 2,5- bis 4,5-mal höher ist als bei gesunden Schläfern. Als weitreichende Folgen können auch Arbeitsunfähigkeit oder Arbeitslosigkeit resultieren, die finanzielle und andere soziale Probleme (zum Beispiel familiäre Konflikte, Scheidungen etc.) nach sich ziehen.

Neben den sozialen Folgeproblemen führen Schlafstörungen auch zu **psychischen Beeinträchtigungen:** Jeder, der einmal schlecht geschlafen hat, kennt die eher reizbare und unausgeglichene Stimmung am nächsten Tag. Gerade bei Jugendlichen mit Schlafstörungen werden häufig Motivationsprobleme, geringere Frustrationstoleranz oder Verhaltensauffälligkeiten deutlich. Bei chronischen Schlafstörungen können diese kurzen Stimmungstiefs langfristig zu Depressionen und anderen psychischen Erkrankungen führen. Zusammengenommen führen diese Schwierigkeiten zu Einschränkungen der Lebensqualität und des Selbstwertgefühls, was in der Folge wie in einem Teufelskreis sowohl die Schlafstörungen als auch die psychischen Erkrankungen weiter verstärkt oder aufrechterhält.

Auch der Körper leidet unter einem länger anhaltenden Schlafdefizit. Neben den möglichen kurzen Schlafattacken tagsüber erleben viele Betroffene **kognitive Einbußen** mit einer Verringerung der Aufmerksamkeit, einer Verlangsamung des Gedächtnisses und einer Einschränkung der motorischen Handlungsfähigkeit. Gerade hierin besteht eine Brücke zu den oben genannten sozialen Problemen, da diese Funktionen im Arbeitsleben eine große Rolle spielen. Langfristig ist bei andauernden Schlafdefiziten die Sterblichkeitsrate erhöht und bestimmte körperliche Krankheiten nehmen zu: Schlafstörungen werden vor allem im Zusammenhang mit Diabetes, Übergewicht und Herzkrankheiten gesehen. Von Schlafstörungen Betroffene erleiden deutlich häufiger Infarkte und leiden vermehrt an Bluthochdruck. Die genannten Folgen treten nicht bei allen Betroffenen im gleichen Umfang ein, sondern sind individuell unterschiedlich stark ausgeprägt. Allgemein zeigt sich aber eine deutlich höhere Inanspruchnahme des Gesundheitswesens.

Merke

Chronische Schlafstörungen können schwerwiegende soziale, psychische und körperliche Folgen nach sich ziehen.

4. Psychische Komorbidität von Schlafstörungen

Insbesondere psychische Erkrankungen gehen in einem hohen Maß mit schweren Schlafstörungen einher. Die Frage nach der Ursache ist oft nicht einfach zu beantworten. Chronische Schlafstörungen können einerseits das Auftreten psychischer Erkrankungen begünstigen, andererseits können durch psychische Erkrankungen massive Schlafprobleme verursacht werden (Tabelle 8).

Die Bedeutung und die Wahrnehmung psychischer Erkrankung haben in den vergangenen Jahren deutlich zugenommen. Auch die Bereitschaft sich in Behandlung zu begeben ist dank des Abbaus vieler Vorurteile gestiegen. Die engen Zusammenhänge zwischen gestörtem Schlaf und beispielsweise depressiven Störungen sind dabei noch immer nicht komplett verstanden, sollten aber in der Therapie berücksichtigt werden.

4.1 Insomnie bei Depressionen

Nach übereinstimmenden Untersuchungen verschiedener Autoren leiden bis zu 90 Prozent aller von Depressionen Betroffenen an Schlafstörungen. Dabei sind Schlafstörungen auch eines der häufigsten Erstsymptome einer

Tabelle 8: Auffälligkeiten des Schlafs bei psychischen Störungen

Störungs-bild	affektive Störun-gen	Angst-störun-gen	Alkohol-erkran-kungen	Demenz	Esssto-rungen	Schizo-phrenie
Durchschlaf-störungen	+++	+	++	+++	+	+++
Reduzierter-Tiefschlaf	++	–	+++	+++	–	+++

–   nicht berichtet
+   bei zirka 10 bis 20 Prozent der Patienten vorhanden
++   bei zirka 50 Prozent aller Patienten vorhanden
+++ bei fast 100 Prozent aller Patienten vorhanden

beginnenden Depression. Die Betroffenen leiden an Ein- und Durchschlaf-störungen sowie oftmals an morgendlichem Früherwachen, nach dem sie nicht wieder einschlafen können.

Depressionen sind die häufigste psychiatrische Ursache von Insomnien. Untersuchungen an über 2500 Patienten in Mannheimer Allgemeinarztpra-xen ergaben, dass bei Patienten mit schweren Schlafstörungen viermal häu-figer als bei Patienten ohne Schlafstörungen eine Depression vorlag. In einer repräsentativen Stichprobe der Bevölkerung erfüllten 21 Prozent der Perso-nen mit schweren Schlafstörungen zugleich die diagnostischen Kriterien für eine «Major Depression». Das häufige gemeinsame Auftreten von Insomni-en und depressiven Erkrankungen konnte auch durch die Zürich-Studie bestätigt werden. Bei einem Viertel der Patienten, die an kontinuierlichen Schlafstörungen litten, wurde eine typische Depression festgestellt.

Schlafstörungen können sowohl Symptom als auch Auslöser der De-pressionen sein. Patienten mit chronischen Schlafstörungen erleben sich häufig als hilflos, da eigene und ärztliche Behandlungsversuche erfolglos bleiben, ziehen sich von sozialen Aktivitäten zurück und sind häufig ge-danklich auf die Schlafstörung eingeengt. Dies sind Faktoren, die die Ent-stehung depressiver Erkrankungen begünstigen. Daraus lässt sich ableiten, dass eine frühzeitige Erkennung und Behandlung von Schlafstörungen auch andere psychische Erkrankungen verhindern kann.

Depressionen führen zu einer Verminderung der Gesamtschlafzeit, der Schlafeffizienz sowie des Tiefschlafs und können eine erhöhte Anzahl an nächtlichen Wachzeiten bedingen. Zusätzlich zeigen sich Auswirkungen auf den REM-Schlaf, die jedoch auch bei anderen psychischen Störungen auftreten können.

Merke

Depressionen treten häufig gemeinsam mit Schlafstörungen auf. Die Schlafstörun-gen können dabei sowohl ein Symptom der Depression als auch ein möglicher Auslöser sein.

4.2 Insomnie bei Suchterkrankungen

Alkoholkrankheit. Sowohl der akute als auch der chronische Konsum von Alkohol führt zu deutlichen Veränderungen des Schlafs. Patienten mit chronischer Alkoholabhängigkeit leiden sehr häufig an ausgeprägten Insomnien, die oftmals auch nach längerer Abstinenz bestehen bleiben. In der unmittelbaren Absetzphase nach länger dauerndem Konsum kommt es zu einer REM-Schlaf-Zunahme. Daneben kann die Tiefschlafphase vermindert und die Schlafkontinuität verändert sein.

Stimulanzienabhängigkeit. Stimulantien (zum Beispiel Amphetamine, Kokain) bewirken eine Steigerung der körperlichen Aktivität, die therapeutisch in der Behandlung von Hypersomnien, zum Beispiel bei Narkolepsie, genutzt wird. Die missbräuchliche Einnahme von Stimulantien kann zu massiven Störungen der Schlafkontinuität führen. Folgen der Stimulantienabhängigkeit sind eine Verlängerung der Einschlafzeit, eine Verkürzung der Gesamtschlafzeit und eine Veränderung des REM-Schlafs.

Hypnotikaabhängigkeit. Paradoxerweise können auch Hypnotika, deren therapeutischer Effekt zur Behandlung von Insomnien bei kurz- und mittelfristiger Gabe unumstritten ist, bei Langzeiteinnahme aufgrund von Toleranz- und Abhängigkeitsentwicklungen und damit verbundenen Entzugssymptomen (vor allem **Rebound-Insomnie**) zur Chronifizierung von Schlafstörungen beitragen. Dies gilt insbesondere für sogenannte Benzodiazepinhypnotika. Eine Rebound-Insomnie ist eine Verschlechterung des Schlafs nach Absetzen von Hypnotika auf unter das Niveau vor Beginn der Behandlung und kann bereits nach mehrwöchiger Einnahme beobachtet werden. Therapeutisch empfiehlt sich bei Patienten, die langfristig Benzodiazepine einnehmen und über insomnische Beschwerden klagen, ein langsames Absetzen der Medikamente sowie eventuell die überbrückende Gabe sedierender Antidepressiva, um massive Entzugssymptome zu vermeiden.

Merke

Die meisten Suchterkrankungen wirken sich auch auf die Schlafqualität aus. Selbst Medikamente, die eigentlich zur Behandlung von Insomnien eingesetzt werden, können bei Langzeiteinnahme zur Chronifizierung von Schlafstörungen beitragen.

4.3 Insomnie bei Psychosen

Patienten mit Psychosen (zum Beispiel Schizophrenien, manische Störungen) leiden in der akuten Phase der Erkrankung fast immer an ausgeprägten Ein- und Durchschlafstörungen. Das Ausmaß der Schlafstörung hängt dabei stark mit der Intensität der Symptomatik zusammen. Schlafstörungen sind auch das häufigste Frühwarnsymptom einer beginnenden psychotischen Episode und sollten daher bei einer bekannten Vorerkrankung ernst genommen werden. Bei akuten Psychosen und Manien ist die Gesamtschlafzeit nicht selten auf zwei bis vier Stunden pro Nacht verkürzt. Ein Teil der Betroffenen beklagt auch nach Abklingen der Symptome Schlafprobleme.

Eine Besonderheit der akuten Manie ist, dass die Betroffenen typischerweise ein stark vermindertes Schlafbedürfnis (oft drei bis vier Stunden) haben, sich dabei jedoch erholt, tatkräftig und leistungsfähig erleben. Die auffälligsten Veränderungen bei Psychosen sind Störungen der Schlafkontinuität im Sinne einer verlängerten Einschlafdauer, häufigem nächtlichem Erwachen, vermehrter Wachzeit sowie einer Störung der Schlafarchitektur (Verminderung des Tiefschlafs und Verkürzung der REM-Latenz).

Merke

Schlafstörungen treten auch bei Patienten mit psychotischen Erkrankungen häufig auf und können bei bekannter Vorerkrankung als Frühwarnsignal dienen. Das Ausmaß der Schlafstörung hängt stark mit der Intensität der übrigen Symptome zusammen.

4.4 Insomnie bei Demenz

Die Mehrzahl der Demenz-Patienten weist mäßig bis schwer ausgeprägte Schlafstörungen auf, die bezüglich ihrer Art den typischen Veränderungen des Schlafs im Rahmen des normalen Alterungsprozesses ähneln, jedoch deren Ausprägungsgrad übertreffen. Charakteristischerweise kommt es zu einer Zunahme nächtlicher Wachphasen, vermehrten Perioden verminderter Aktivierung und erhöhter Schläfrigkeit während des Tages. Das Phänomen der nächtlichen Insomnie verbunden mit Unruhezuständen und Verwirrtheit wird als Sun-down-Syndrom bezeichnet und ist nicht selten der Grund für die Unterbringung in einer gerontopsychiatrischen Einrichtung. Die Schlafstörungen wirken sich auf die Schlafkontinuität, auf eine Verlängerung der Einschlafzeit, häufige nächtliche Wachperioden, reduzierte Tiefschlafanteile und eine Zunahme der Leichtschlafstadien aus.

Merke

Bei den meisten an Demenz erkrankten Menschen treten im Ausmaß altersuntypische Schlafstörungen auf. Es zeigt sich außerdem oft das Sun-down-Syndrom, ein mit der Schlaflosigkeit einhergehender Zustand der Verwirrtheit und Unruhe.

4.5 Insomnie bei Angsterkrankungen

Pathologische Angst ist ein häufiges Symptom im Rahmen anderer psychischer Störungen wie Depressionen und Schizophrenie, kann jedoch auch als eigenständige Erkrankung auftreten. Das Spektrum der Angsterkrankungen umfasst die generalisierte Angststörung, die Panikstörung, Phobien, Zwangsstörungen und die posttraumatische Belastungsstörung. Bei generalisierter Angststörung besteht eine ständige Ängstlichkeit, die überwiegend nicht an spezifische Situationen gekoppelt ist, während bei den Phobien die Angst im Zusammenhang mit bestimmten gefürchteten Objekten oder Situationen auftritt.

Bei der Panikstörung treten wiederholte Attacken mit Angst und somatischen Begleitreaktionen auf. Bei der posttraumatischen Belastungsstörung wird eine äußerst traumatische Erfahrung, die von extremer Bedrohung, Todesangst und Ausgeliefertsein gekennzeichnet war (zum Beispiel Kriegserlebnisse, schwere Unfälle, Vergewaltigung), wiederbelebt.

Epidemiologische Untersuchungen über die Häufigkeit von Insomnie bei Angsterkrankungen liegen nicht vor, es wird jedoch generell angenommen und entspricht der klinischen Erfahrung, dass viele Patienten mit Angsterkrankungen an Schlafstörungen, insbesondere Einschlafstörungen leiden. Bei Patienten mit einer Panikstörung können die Attacken in der Einschlafphase oder auch während des Schlafs auftreten und zu häufigen Schlafunterbrechungen führen. Patienten mit posttraumatischer Belastungsstörung klagen häufig über quälende Albträume, die an das traumatische Lebensereignis anknüpfen.

Differenzialdiagnostisch müssen von den Angsterkrankungen die **psychophysiologischen Insomnien** abgegrenzt werden, bei denen ebenfalls eine vermehrte Ängstlichkeit besteht, die sich jedoch oftmals thematisch auf die Schlaflosigkeit und deren gefürchtete Konsequenzen bezieht. Im Einzelfall kann die Unterscheidung zwischen leichteren Formen einer primären Angsterkrankung und psychophysiologischer Insomnie schwierig sein. Betroffene mit Angsterkrankungen zeigen häufig eine verlängerte

Einschlafdauer, eine verminderte Schlafeffizienz und eine Zunahme der nächtlichen Wachzeiten.

Merke

Viele Patienten mit Angsterkrankungen leiden an Schlafstörungen, insbesondere Einschlafstörungen und Schlafunterbrechungen durch starke Angstgefühle. Diese Ängste beziehen sich aber nicht, wie bei psychophysiologischen Insomniepatienten, ausschließlich auf die Schlaflosigkeit oder deren Konsequenzen.

4.6 Insomnie bei Essstörung

Essstörungen wie Bulimie oder Anorexia nervosa zählen in der westlichen Gesellschaft zu den häufigsten psychosomatischen Erkrankungen. In ihren verschiedenen Erscheinungsformen ziehen sie gravierende körperliche und psychische Folgen nach sich, zu denen auch schwere Schlafstörungen gehören. Forscher machen verschiedene Gründe für dieses Zusammenspiel verantwortlich. Zunächst werden Betroffene in Perioden des Fastens durch das permanent vorhandene Hungergefühl wachgehalten. In Studien ließ sich überdies nachweisen, dass Nahrungsrestriktion und geringes Körpergewicht mit reduziertem Tiefschlaf und einer Schlaffragmentierung einhergehen. Bei vormals sehr untergewichtigen, anorektischen Patientinnen wurde der Schlaf tiefer und stabiler mit weniger Wachphasen, nachdem sie an Gewicht zugenommen hatten.

Ein Kennzeichen aller Essstörungen ist die ständige und übertriebene gedankliche Beschäftigung mit Nahrung und Nahrungsaufnahme. Dieses permanente zwanghafte Kreisen um die Thematik kann zu erhöhter innerer Anspannung und infolgedessen zu Schlafstörungen führen. Auch Depressionen, zu deren Symptomen unter anderem ein gestörter Schlaf zählt, treten oft gemeinsam mit bzw. als Folge von Essstörungen, vor allem einer Bulimia nervosa auf. Die abendlichen oder nächtlichen Heißhungeranfälle in Kombination mit anschließendem Erbrechen belasten den Körper extrem und stören zudem oft den normalen Tag-Nacht-Rhythmus empfindlich.

Eine besondere Spielart der Essstörungen ist die sogenannte «Binge Eating Disorder», die ähnlich wie bei der Bulimia nervosa mit starken Heißhungeranfällen verbunden ist, allerdings ohne die anschließend gegensteuernden Maßnahmen verläuft und dadurch zu einer erheblichen Gewichtszunahme führt.

Zudem werden neurobiologische Zusammenhänge zwischen Ess- und Schlafstörungen vermutet. Nahrungsaufnahme fördert die Ausschüttung wichtiger schlafregulierender Neurotransmitter wie zum Beispiel Serotonin, das auch bei der Entstehung von Depressionen eine Rolle spielt. Darüber hinaus kann erwiesenermaßen ein Mangel an der Aminosäure Tryptophan, die der Körper nicht selbst bilden kann, sondern über die Nahrung aufnehmen muss, Schlafstörungen hervorrufen.

Merke

Gründe für das gemeinsame Auftreten von Ess- und Schlafstörungen können sein, dass Betroffene durch permanentes Hungergefühl wachgehalten werden oder die innere Anspannung durch die zwanghafte Beschäftigung mit Essen einen ausreichenden Schlaf verhindert. Des Weiteren liegen Hinweise auf neurobiologische Zusammenhänge zwischen geringer Nahrungsaufnahme, Depression und gestörtem Schlaf vor.

4.7 Insomnie bei Persönlichkeitsstörungen

Häufigkeitsangaben über das Auftreten von Insomnien bei Persönlichkeitsstörungen liegen nicht vor. Die klinische Beobachtung zeigt jedoch, dass viele Patienten mit Persönlichkeitsstörungen auch über chronische Schlafprobleme klagen. In einer Untersuchung an Patienten mit chronischen Insomnien erfüllten 26 Prozent die diagnostischen Kriterien für eine Persönlichkeitsstörung. Dabei ist jedoch zu beachten, dass neben der Persönlichkeitsstörung häufig auch andere psychiatrische Erkrankungen vorliegen (zum Beispiel Depression), die ebenfalls einen Einfluss auf den Schlaf haben. Zusätzlich lässt sich bei vielen Patienten mit Persönlichkeitsstörungen ein ungünstiger Schlaf-Wach-Rhythmus nachweisen, der durch Probleme in der Alltagsgestaltung entsteht. Bei Patienten mit einer Borderline-Störung wurden vor allem eine Verlängerung der Einschlafdauer, vermehrte nächtliche Wachphasen und Veränderungen in den REM-Schlafphasen nachgewiesen.

Merke

Ein vermehrtes gemeinsames Auftreten von Schlaf- und Persönlichkeitsstörungen kann beobachtet werden. Die Gründe könnten in der hohen Komorbidität mit anderen psychischen Erkrankungen oder in einem verschobenen Schlaf-Wach-Rhythmus liegen. ▪

4.8 Insomnie bei Zwangsstörungen

Eine Zwangsstörung, also der Drang, immer wieder bestimmte Dinge zu denken oder zu tun, obwohl sie als übertrieben oder unsinnig erkannt werden, kann weitreichende Auswirkungen auf die Alltagsbewältigung der Betroffenen haben. Sie stehen durch ihre Zwänge unter ständiger innerer Anspannung und Stress, haben Konzentrationsschwierigkeiten und sind mit den Gedanken oft den ganzen Tag über bei ihren Zwängen. Dies führt zu einer erhöhten «Alarmbereitschaft», durch die das Einschlafen erschwert wird und die Betroffenen leichter aus dem Schlaf erwachen. So zählen auch Schlafprobleme zu den häufigen Folgen einer solchen Erkrankung, wenngleich sie kein offizielles Diagnosekriterium darstellen.

Darüber hinaus neigen viele Betroffene dazu, Zwangsrituale gerade am Abend und teilweise bis spät in die Nacht hinein auszuführen. Dadurch verschiebt sich der Schlaf-Wach-Rhythmus und Schlafstörungen sind die Folge.

Bei Menschen mit Zwangserkrankungen lassen sich eine reduzierte Schlafdauer (in Stichproben fünf statt wie in einer gesunden Vergleichsstichprobe sieben Stunden Schlaf) sowie eine erhöhte Anzahl nächtlicher Wachphasen und frühmorgendlichen Erwachens feststellen. Untersuchungen werden jedoch durch die hohe Rate an komorbid, also gemeinsam mit dem Zwang auftretenden Depressionen erschwert.

Für die Zusammenhänge von Zwangsstörungen, Depression und Schlafstörungen werden auch biologische Faktoren verantwortlich gemacht. Es existieren zahlreiche Studien, die Zwangserkrankungen mit Neurotransmittern wie Serotonin und Dopamin in Verbindung bringen, die auch bei der Entstehung von Depressionen und Schlafstörungen eine wichtige Rolle spielen.

Merke

Zwangsstörungen, Depressionen und Schlafstörungen weisen ähnliche biologische Zusammenhänge auf und werden oft gemeinsam beobachtet. Schlafprobleme werden begünstigt durch permanente innere Anspannung bei Zwängen und als Folge eines verschobenen Schlaf-Wach-Rhythmus durch Rituale am Abend. ▪

4.9 Insomnie bei chronischem Tinnitus

Etwa drei Millionen Erwachsene in Deutschland leiden an einem chronischen Tinnitus, das heißt permanent bestehenden Ohrgeräuschen. Zirka 10 bis 20 Prozent von ihnen haben einen sogenannten chronisch dekompensierten oder komplexen Tinnitus, das heißt quälende Ohrgeräusche, die seit mindestens sechs Monaten bestehen und mit den üblichen Behandlungsmethoden der HNO-Heilkunde nicht zu beheben waren. Eines der häufigsten und leidvollsten Probleme, die von den betroffenen Patienten subjektiv dem Tinnitus angelastet werden, sind Ein- und Durchschlafstörungen.

In einer Studie am Schlaflabor der Universität Freiburg wurden die subjektiven und objektiven Störungen des Schlafs bei Patienten mit chronischem unbehandeltem Tinnitus im Vergleich zu Patienten ohne Tinnitus untersucht. Es zeigte sich, dass bei den Tinnitus-Patienten sowohl subjektive wie objektive Schlafstörungen vorlagen. Diese Ergebnisse unterstreichen die Bedeutung von Schlafstörungen für das Gesamtbeschwerdebild der Betroffenen.

Bemerkenswert bleibt jedoch, dass die Kernsymptome einer Depression und des dekompensierten Tinnitus sich sehr ähneln. Allerdings steht beim Tinnitus die Schlafstörung als Symptom oben auf der Liste der negativen Auswirkungen. Auf den Tinnitus bezogene Schlafstörungen stellen einen der wichtigsten Prädiktoren für einen ungünstigen Krankheitsverlauf beim chronisch komplexen Tinnitus dar. Viele Patienten gehen in der subjektiven Beurteilung davon aus, dass sie an einem besonders lauten oder an einem besonders «gearteten» Tinnitus leiden. Diese Einschätzung lässt sich jedoch in den meisten Fällen bei der Messung der Tinnituslautheit nicht objektivieren. Die Hörwahrnehmung ist ein ausgesprochen komplexes System, bei dem Bedeutungsinhalte und die subjektive Bewertung des Gehörten wichtiger sind als die objektive Lautstärke.

Fallbericht:

Patient A war über 20 Jahren lang beruflich unter Tage tätig. Er litt unter einem hochfrequenten Tinnitus beidseits, der sich mit 6000 Hertz auf die durch die Lärmschäden verursachte Hörschädigung aufgesetzt hatte. Der Tinnitus wurde bei einer Lautheit von 79 dB gemessen, 14 dB über der Hörschwelle. Der Patient gab an, dass er seinen Tinnitus tagsüber gut maskieren könne. Sein Problem wären vor allem die Geräusche in Ruhe.

Zur Bewältigung würde er stundenlang Autofahren, wenn es ihm schlecht ginge. Dabei würde er den Tinnitus praktisch nicht mehr wahrnehmen. Zu seinem Schlafverhalten gibt er an, dass er beim Fernsehen regelmäßig einschlafe. Wenn er aber ins Bett gehe, habe er Schlafstörungen, die durch den Tinnitus massiv verstärkt würden. Nachdem aufgrund der Angaben des Patienten alle Schlafzeiten, vom Mittagsschlaf über die Einschlafszeiten vor dem Fernseher bis zu den noch verbleibenden Stunden im Bett zusammengezählt wurden, ergab sich eine effektive Schlafzeit von gut sieben Stunden. Dieses Schlafpensum wurde als objektiv ausreichend für einen 69-jährigen Rentner eingeschätzt. Die konsequente Beachtung der Schlafrituale während einer Woche führte zu einem erholsamen und ausreichendem Schlaf des Patienten. Die Hauptschwierigkeit, die er auf seinen Tinnitus projiziert hatte, wurde damit zurückgedrängt.

Im psychophysiologischen Regelkreis der Schlafstörung wird die Insomnie meist durch eine Übererregung (Hyperarousal) ausgelöst. Beim chronisch komplexen Tinnitus ist es der neu aufgetretene, unbekannte und negativ bewerte akustische Reiz, der beunruhigt und zu einer Erhöhung des psychophysiologischen Erregungszustands führen kann. Studien verweisen darauf, dass die quälenden Ohrgeräusche sich durch ein erhöhtes psychopathologisches Arousal bilden können und sich im weiteren Krankheitsverlauf immer mehr zum Kern der bereits zuvor bestehenden psychischen Belastung entwickeln. Dadurch bedingt kann die Schlaflosigkeit gleichfalls entstehen und verstärkt werden.

Es ist daher therapeutisch wichtig, das Aktivitätsniveau der Betroffenen so bald wie möglich zu senken, sie zu entängstigen und mit ausreichenden Informationen über ihren Tinnitus zu versorgen. In der sogenannten «Retraining-Therapie», in der dies vermittelt wird, geht es darum, den Patienten zum «Experten in eigener Sache» zu machen. Ziel ist es dabei, dass Tinnituspatienten den Schlaf wieder als etwas Natürliches und Regelmäßiges erleben können. So ist den Patienten meist schnell verständlich, warum gerade nachts ihr Tinnitus lauter wahrgenommen wird, da dann die Alltagsgeräusche und andere Ablenkungen wegfallen. Einfache Markierungshilfen wie eine Entspannungs-CD können bereits hilfreich sein.

Wurde allerdings der Tinnitus durch andere Faktoren ausgelöst oder erschwert, wie zum Beispiel eine ernsthafte depressive Erkrankung, sollte eine entsprechende somatische beziehungsweise psychiatrisch-psychosomatische Ausschlussdiagnostik durchgeführt werden.

Nach genauer und sorgfältiger Abklärung ist auch der HNO-Arzt berechtigt, Psychopharmaka zu verschreiben. Viele Patienten äußern dabei die Befürchtung, dass Antidepressiva ihren Tinnitus lauter werden lassen. Diese Informationen beziehen sie meist aus dem Beipackzettel. Antidepressiva verändern die Empfindungen und können damit auch die subjektiv erlebte Tinnituslautheit verändern. Üblicherweise helfen sie aber, gegenüber seelischen Verletzungen etwas «dickhäutiger» zu werden und unterstützen bei sorgfältiger Indikationsstellung, dass der Tinnitus leiser empfunden wird.

Merke

Schlafstörungen stellen eine der Hauptfolgen von chronischem Tinnitus dar und sind ein wichtiger Prädiktor für einen schwierigen Krankheitsverlauf. Grund dafür ist eine durch den Tinnitus dauerhaft erhöhte psychophysiologische Erregung, die einen gesunden Schlaf erschwert. Therapeutisch ist es daher zentral, das Erregungsniveau zu senken, auch der unterstützende Einsatz von Psychopharmaka kann sinnvoll sein.

Literatur

Burgos I. et al. (2005): Chronic Tinnitus and Associated Sleep Disturbances, Somnologie 9: 133–138
Schaaf, H. (2006): Schlafstörungen bei Tinnitus. Forum HNO: 48–57

4.10 Insomnie bei chronischen Schmerzstörungen

Voraussetzung für die Diagnosestellung einer chronischen Schmerzstörung ist eine über mindestens sechs Monate bestehende Schmerzsymptomatik, die durch einen physiologischen Prozess oder eine körperliche Störung nicht ausreichend erklärt werden kann. Zusätzlich muss eine psychosoziale Belastungs- oder Konfliktsituation, die zeitlich mit dem Beginn der Schmerzsymptomatik zusammenfällt, nachweisbar sein.

Auch die somatoforme Schmerzstörung ist durch eine hohe Komorbidität mit anderen psychischen Störungen gekennzeichnet. So wird beschrieben, dass 84 Prozent der somatoformen Schmerzpatienten zusätzlich an einer Schlafstörungen leiden. In Schlaflaboruntersuchungen fanden sich bei dieser Patientengruppe reduzierter Tiefschlaf, erhöhter Wechsel vom Schlafstadium S2 zum Wachstadium und verlängerte Tiefschlaflatenz. Dass die Reduktion des Tiefschlafs zu einer herabgesetzten Schmerzschwelle und erhöhten Schmerzempfindlichkeit führt, ist bekannt. Patienten mit chronischen Schmerzstörungen (Fibromyalgie, rheumatoide Arthritis) zeigen oft eine reduzierte Schlafeffizienz. Eine Abnahme der Leichtschlafstadien (Stadium S1) wird auch bei der Fibromyalgie beschrieben.

Generell leiden Patienten mit chronischen Schmerzen häufig unter Schlafstörungen, jedoch ist es oft schwierig, den primären Faktor zu identifizieren, da sowohl die Schmerzverarbeitung als auch der Schlaf-Wach-Zyklus teilweise von gemeinsamen neurobiologischen Systemen reguliert werden. Die Verschlechterung der Schlafqualität durch Schmerzen lässt sich durch eine Abnahme der Tiefschlafstadien, eine erhöhte Schlaffragmentation (Arousals, Stadienwechsel) und/oder eine Sympathikusüberaktivität erklären. Die Effekte von Schmerz auf Schlaf und Kognition sind aber unspezifisch und hängen unter anderem vom Ausprägungsgrad der Schlaffragmentation ab.

Merke

Eine chronische Schmerzsymptomatik tritt häufig in Kombination mit Schlafstörungen auf. Zum einen fanden sich bei Schmerzpatienten Auffälligkeiten in Schlaflaboruntersuchungen, zum anderen führt ein reduzierter Tiefschlaf wiederum zu einer Erhöhung der Schmerzempfindlichkeit.

Literatur

Prause W et al. (2006): Schlaflaboruntersuchungen bei somatoformer Schmerzstörung assoziiert mit Insomnie: gehäuftes Auftreten von periodischen Beinbewegungen im Schlaf (PLMS). Journal für Neurologie, Neurochirurgie und Psychiatrie 7 (2) 43–48

5. Wie erkennt man Schlafstörungen?

5.1 Probleme ansprechen

Einen vorübergehend gestörten Schlaf, bedingt durch veränderte Lebensumstände, Prüfungen, berufliche Belastungen, die Betreuung eines Säuglings usw., kennt praktisch jeder. Was sind nun ernstzunehmende Warnzeichen, aufgrund derer man sich professionelle Hilfe suchen sollte?

Das erste Warnsymptom ist meistens, dass man sich am nächsten Morgen nicht erholt fühlt, sondern eher «hundemüde» ist. Das Gefühl, durch den Nachtschlaf erholt zu sein, stellt sich nicht ein. Wenn der gestörte Schlaf länger als vier Wochen anhält, ist dies ein wichtiger Anhaltspunkt dafür, dass Hilfe gesucht werden sollte. Weitere Begleiterscheinungen können anhaltende Einschlafstörungen sein, die neu aufgetreten sind. Auch wiederholtes nächtliches Erwachen, das man in dieser Form zuvor nicht kannte, ist ein Warnsymptom, ebenso wie die sich oft durch die schlechte Schlafqualität ergebende Tagesmüdigkeit. Sie ist meist verbunden mit nicht ausreichender Erholsamkeit des Schlafs.

Die folgenden Fragen ermöglichen eine erste Orientierung über das Vorliegen, die Art und eventuell die Dauer der Schlafstörung:

- Leiden Sie an Ein- oder Durchschlafstörungen?
- Erwachen Sie oft zu früh?
- Ist Ihr Schlaf nicht ausreichend erholsam?
- Leiden Sie unter Tagesmüdigkeit?
- Sind Sie Schichtarbeiter?
- Verspüren Sie ein Kribbeln oder Stechen in Beinen oder Armen oder ein deutliches Unruhegefühl, wenn Sie im Bett liegen?
- Schlafwandeln Sie?
- Haben Sie Albträume?
- Passiert es Ihnen, dass Sie tagsüber plötzlich und ungewollt einschlafen?
- Berichtet Ihr Partner über lautes Schnarchen oder gar Atemaussetzer im Schlaf?
- Wie lange haben Sie diese Probleme bereits?

Im Kapitel 1.6. finden Sie einen Kurztest, der die wichtigsten Symptome der verschiedenen Schlafstörungen abfragt.

Viele Patienten versuchen sich zunächst mit Hausmitteln zu helfen. Prinzipiell sind Schlaf-Tees, kleine Zubettgeh- und Entspannungsrituale oder Ähnliches oft schon sehr hilfreich. Wenn all das nicht hilft und die Probleme länger als vier Wochen anhalten, sollte der Hausarzt kontaktiert werden. Er kann anhand der genannten Fragen versuchen, eine erste Zuordnung der Beschwerden zu treffen. Um sich ein genaues Bild zu machen, wird der Arzt nach der Dauer der Beschwerden ebenso fragen wie nach den Schlafgewohnheiten und dem Schlafverhalten. Außerdem wird er sich nach der Schlafhygiene erkundigen.

Da sich hinter einer Schlafstörung jedoch auch ernstere Erkrankungen seelischer oder körperlicher Art verbergen können, ist eine medizinische und psychiatrische Abklärung ebenfalls notwendig. Im Rahmen einer ausführlichen medizinischen Befragung wird der Arzt zum Beispiel nach dem Gebrauch von Medikamenten, aber auch stimulierenden Substanzen (Koffein, Nikotin, Drogen etc.) oder dem Konsum von Alkohol fragen. Er wird frühere Erkrankungen erfragen und eine Untersuchung der aktuellen Körperfunktionen (Herz-Kreislauf, Atmung, Verdauung) vornehmen (Tabelle 9).

Falls sich der Verdacht auf das Vorliegen einer seelischen Erkrankung ergeben sollte, wird der Hausarzt in der Regel den Rat eines Psychiaters oder Psychosomatikers hinzuziehen und den Patienten in dessen Praxis vorstellen. Auch einige Psychologen sind auf das Erkennen und die Behandlung von Schlafstörungen spezialisiert. Es gilt zu bedenken, dass schwere Formen der Schlafstörung zumindest als ein Symptom bei fast allen psychischen Erkrankungen auftreten können. Daher muss auch geklärt werden, ob es sich um eine eigenständige Form der Schlafstörung handelt oder ob sie eine Folge einer psychischen Erkrankung ist.

5.2 Schlaftagebücher

Das Schlaftagebuch oder Schlafprotokoll stellt eine wichtige Informationsquelle für den behandelnden Arzt oder Psychologen dar, um Ihre Schlafstörung diagnostizieren und behandeln zu können. Daher sollte von einer Schlafstörung Betroffene mindestens zwei Wochen lang ein solches Protokoll führen. Auch wenn die Bögen regelmäßig, vollständig und sorgfältig bearbeitet werden sollen, braucht man dafür üblicherweise nur wenige

Tabelle 9: Diagnostisches Vorgehen bei chronischen Schlafstörungen

1. Körperliche Vorerkrankungen und körperliche Untersuchungen

- Bestehen aktuell oder bestanden früher körperliche Erkrankungen?
- Welche Medikamente werden eingenommen? Alkoholkonsum? Rauchen? Drogeneinnahme?
- Blutwerte, z. B. Schilddrüsenwerte (TSH, T3, T4)
- Hirnstromuntersuchung (EEG), Elektrokardiogramm (EKG), ggf. Kernspintomografie des Schädels, um hirnorganische Ursachen auszuschließen.

2. Psychische Vorerkrankungen und aktuelle psychische Störungen

- Bestanden früher oder besteht jetzt eine psychische Erkrankung, z. B. eine Depression oder eine Angststörung?
- Bestehen Auffälligkeiten in der Persönlichkeit (z. B. sehr hohe Leistungsansprüche, Perfektionismus)?
- Aktuelle Konflikte und Probleme, aktuelle Stressfaktoren

3. Erfassen des Schlafverhaltens

- Schlafverhalten erfragen
- Wie ist die Tagesbefindlichkeit?
- Schlaftagebuch über 7 bis 14 Tage führen.
- Gab es besondere Auslöser für die Schlafstörung?
- Was beobachtet der Bettpartner? Zum Beispiel häufiges Zucken oder Bewegungen der Beine, Atemaussetzer, ausgeprägtes Schnarchen.
- Gab es bereits früher Schlafstörungen, wie lange bestehen diese Schlafstörungen schon?
- Gab es schon in der Kindheit Schlafstörungen, liegen Schlafstörungen eventuell in der Familie?

4. Bewegungsmessung mit einem Aktometer (nur in Schlaflaboren möglich, erfasst den Ruhe-Aktivitäts-Rhythmus über längere Zeiträume)

5. Große Schlaflaboruntersuchung

notwendig bei:
- Verdacht auf schlafbezogene Atemstörungen
- Verdacht auf nächtliche Bewegungsstörungen
- schweren chronischen Schlafstörungen, die auf Behandlung nicht ansprechen, zur Objektivierung der Schlafstörungen und zum Ausschluss organisch bedingter Ursachen

Minuten – sowohl am Abend wie auch am folgenden Morgen. Im Anhang finden Sie einen Vorschlag, wie ein solcher Protokollbogen aussehen kann. Weitere, sich meist ähnelnde Vorlagen sind auf verschiedenen Internetseiten oder in Büchern zu finden.

Anleitung für das Ausfüllen des Schlafprotokolls (s. Anhang)
Die Protokolle sind so aufgebaut, dass sie jeweils eine ganze Woche im Überblick dargestellen. Beginnen Sie am ersten Abend, indem Sie die erste Spalte des Abendprotokolls (Frage 1 bis 6) für den zutreffenden Wochentag ausfüllen. Am nächsten Morgen beginnen Sie mit dem Morgenprotokoll in der gleichen Spalte (Morgenprotokoll) und beantworten die Fragen 7 bis 16. Bitte bearbeiten Sie das Abendprotokoll unmittelbar vor dem Lichtlöschen und das Morgenprotokoll unmittelbar nach dem Aufstehen.

Mit Ausnahme der Zubettgehzeit (Frage 7) und der morgendlichen Aufstehzeit (Frage 13), für die Sie Ihre Uhr benötigen, ist die subjektive Einschätzung von Zeiträumen relevant. So sollen Sie die Zeit, die Sie zum Einschlafen brauchen, ebenso wie die nächtlichen Wachliegezeiten und die Gesamtschlafdauer lediglich schätzen. Zur Bearbeitung des Schlafprotokolls brauchen Sie nachts also keine Uhr! Machen Sie sich keine Gedanken darüber, ob Ihre Einschätzung absolut korrekt ist. Gerade nachts fällt es erfahrungsgemäß sehr schwer zu beurteilen, ob man zum Beispiel eine oder zwei Stunden wachgelegen hat. Wichtig ist allein Ihr subjektiver Eindruck und nicht die genaue Dauer! Bei mehreren Fragen (Frage 5, 6, 15 und 16) werden Sie um eine Einschätzung zum Beispiel Ihrer Müdigkeit gebeten. Richten Sie sich hierbei nach der Schulnotensystem (zum Beispiel sehr wach/frisch = 1; sehr müde = 6). Sollten bestimmte Fragen an einem Tag auf Sie nicht zutreffen, machen Sie einfach keinen Vermerk und gehen zur nächsten Frage über.

Bei Frage 3 werden Sie gebeten, die Medikamente, die Sie am Abend zuvor oder in der Nacht zum Schlafen genommen haben, einzutragen. Wenn Sie regelmäßig das gleiche Medikament einnehmen, brauchen Sie den Namen des Medikaments nur am ersten Tag anzugeben. An den übrigen Tagen tragen Sie dann nur Dosis ein.

Mit relativ wenig Aufwand für den Patienten kann sich der Arzt oder Psychologe schnell einen Überblick über das Ausmaß einer Schlafstörung anhand der Aufzeichnungen verschaffen. Auch unter einer Therapie können die Veränderungen gut mit einem Schlafprotokoll gemessen werden.

Neben dem Einsatz von Schlaftagebüchern wird in spezialisierten Zentren, wie einem Schlaflabor oder einer entsprechenden Ambulanz, auch mit Interviews und Fragebögen gearbeitet, um sich einen genaueren Überblick über die vorliegende Schlafstörung und deren Schweregrad zu verschaffen.

5.3 Fragebögen zur Erfassung der Schlafstörung

Im Rahmen der ausführlichen Diagnostik werden neben der Erhebung der körperlichen und psychischen Befunde auch die Kernsymptome der Schlafstörung abgefragt. Neben der Schlafanamnese und den Schlaftagebüchern sind dabei Fragebögen für den Arzt eine schnelle Möglichkeit, sich einen ersten Überblick über das Ausmaß und die Art der Schlafstörung zu verschaffen. Desweiteren werden strukturierte Interviews eingesetzt, die jedoch meist sehr zeitaufwendig sind. Fragebögen bzw. Tests werden häufig genutzt, um den Schweregrad einer Schlafstörung bzw. auch die vermutlichen Ursachen genauer zu erfassen. Inzwischen gibt es eine Vielzahl solcher Instrumente, die sich häufig stark ähneln. Für einzelne Krankheitsbilder aus dem Bereich der Schlafstörungen wurden spezielle Fragebögen entwickelt, wie zum Beispiel für die Narkolepsie oder das Restless-legs-Syndrom (RLS). Die wichtigsten Fragebögen werden im Folgenden kurz vorgestellt und sind im Anhang aufgeführt.

5.3.1 Pittsburgher Schlaf-Qualitäts-Index (PSQI)

Eines der auch international bekanntesten Instrumente ist der Pittsburgher Schlaf-Qualitäts-Index (PSQI), der von Buysse et al. (1989) erarbeitet wurde und zum Standardinstrument wissenschaftlicher Untersuchungen geworden ist (siehe Anhang). Seit 1996 liegt dieser Fragebogen in der Übersetzung durch Riemann und Backhaus auch in einer deutschen Fassung vor. Er dient der Erfassung der Schlafqualität bei Schlafstörungen, speziell bei Insomnie. Geeignet ist er dabei sowohl zur Verlaufs- wie auch zur Erfolgsmessung.

Rückschauend für einen Zeitraum von vier Wochen wird die Häufigkeit von Schlafstörungen und schlafstörenden Faktoren in den folgenden Komponenten erfragt:

- Komponente 1: subjektive Schlafqualität (1 Item)
- Komponente 2: Schlaflatenz (2 Items)
- Komponente 3: Schlafdauer (1 Item)
- Komponente 4: Schlafeffizienz (wird aus 3 Items errechnet)
- Komponente 5: Schlafstörungen (9 Items)
- Komponente 6: Schlafmittelkonsum (1 Item)
- Komponente 7: Tagesmüdigkeit (2 Items)

Insgesamt 10 Fragen werden zur quantitativen Auswertung herangezogen und den genannten 7 Komponenten zugeordnet, die jeweils ein Wertebereich von 0 bis 3 annehmen können. Der Gesamtscore ergibt sich aus der Summation der Komponenten-Scores und kann von 0 bis 21 variieren, wobei eine höhere Ausprägung einer verringerten Schlafqualität entspricht. Neben den Fragen zur Selbstbeurteilung finden sich auch 5 Fragen zur Fremdbeurteilung. Diese Fragen werden von einem Partner oder Mitbewohner erhoben (soweit vorhanden) und gehen nicht in die quantitative Auswertung ein.

Für die Auswertung existiert ein gesondertes Auswertungsblatt, dem genaue Instruktionen zu entnehmen sind. Es besteht ein empirisch bestimmter Cut-off-Wert (Punktwert von 5), der eine Einteilung in «gute» (Punktwert < 5) und «schlechte» Schläfer (Punktwert > 5) erlaubt. Eine differenzialdiagnostische Einteilung in verschiedene Schlafstörungsarten leistet der PSQI nicht, jedoch erlaubt er dem Kliniker anhand der einzelnen Fragen eine schnelle Übersicht über Art und Ausmaß der Störungsproblematik im Vorfeld der Anamnese. Darüber hinaus hat sich der PSQI gut zur Veränderungsmessung bei Insomnien bewährt (http://www. charite.de/dgsm/dgsm/fachinformationen_frageboegen_psqi.php).

5.3.2 Fragebogen zur Tagesschläfrigkeit (ESS)

Ein Fragebogen zur Erfassung von Tagesschläfrigkeit ist die Epworth SIeepiness Scale (ESS, s. Anhang). Die Fragen beziehen sich auf das normale Alltagsleben des Patienten in der letzten Zeit. So wird erfragt, für wie wahrscheinlich jemand es hält, dass er in einer der im Fragebogen genannten Alltagssituationen einnickt oder einschläft und sich nicht nur müde fühlt. Der Patient soll sich dabei vorstellen, wie sich einige Situationen, die er eventuell in letzter Zeit nicht erlebt hat, auf ihn ausgewirkt hätten. Um eine möglichst genaue Einschätzung vornehmen zu können, soll eine der folgenden Möglichkeiten angekreuzt werden:

- 0 = würde niemals einnicken
- 1 = geringe Wahrscheinlichkeit einzunicken
- 2 = mittlere Wahrscheinlichkeit einzunicken
- 3 = hohe Wahrscheinlichkeit einzunicken

Der ESS kann allgemein bei Schlafstörungen, speziell bei Hypersomnien als Screeninginstrument zur globalen Erfassung der subjektiv erlebten Tagesschläfrigkeit bzw. als Hinweis für das Vorliegen einer Hypersomnie eingesetzt werden. Darüber hinaus eignet er sich auch zur Verlaufs- bzw. Erfolgsmessung, zum Beispiel bei Patienten mit Beatmungsmasken bei schlafbezogenen Atemstörungen.

Zur Auswertung des Fragebogens wird die Summe der Einzelantworten berechnet, d. h. der Gesamtwert kann zwischen 0 und 24 Punkten liegen. Werte zwischen 0 bis 7 Punkte liegen dabei im normalen Bereich. Dennoch sollte auch nach Auffälligkeiten wie «Schnarchen» oder «nächtlichen Atemaussetzern» gefragt werden. Betroffene können auch den Partner nach nächtlichen Schlafgewohnheiten fragen. Werte oberhalb von 10 Punkten zeigen eine erhöhte Tagesschläfrigkeit an. Besonders wenn in den folgenden 4 Situationen eine deutliche Einschlafneigung besteht, besteht ein hochgradiger Verdacht auf das Vorliegen einer schwereren Schlafstörung:

*   Einschlafen im Gespräch mit einem anderen Menschen
*   Einschlafen als Fahrer eines Autos
*   Einschlafen beim Lesen im Sitzen
*   Einschlafen als Beifahrer

Berichten Patienten zum Beispiel auch von gehäuftem Einschlafen beim Fernsehen, sollten diese Beschwerden immer auch im Hinblick auf eine fehlerhafte Schlafhygiene überprüft werden.

Der diagnostische Wert des Fragenbogens ist eher als gering einzustufen, trotzdem eignet er sich gut als Screeninginstrument, zum Beispiel in Vorbereitung auf eine Anamnese, aber auch zur Therapieerfolgsmessung bei Hypersomnien. In der klinischen Forschung ist der Fragebogen inzwischen weit verbreitet und international bekannt (http://www.rkk-stuttgart. de/kliniken-und-zentren/pneumologisch-neurologisches-zentrum/ schlafmedizinisches-zentrum-mit-schlaflabor/frageboegen-zur-schlaf stoerung.html).

5.3.3 Fragebogen zum Syndrom der unruhigen Beine

Aus dem Schlafmedizinischen Zentrum in Stuttgart im Krankenhaus zum Roten Kreuz stammt beispielhaft der im Anhang befindliche Fragebogen zur Erfassung der Hauptsymptomatik beim Restless-Legs-Syndrom mit 4 Fragen (s. Anhang).

5.3.4 Fragebogen zur Narkolepsie

Zur Diagnostik der Narkolepsie existieren ebenfalls einige Fragebögen:

- Stanford Narcolepsy Questionnaire
- Ullanlinna Narcolepsy Score (UNS, siehe Anhang)
- Swiss-Narcolepsy-Score (SNS)

Neben der gezielten Anamnese der Kernsypmptome der Narkolepsie (s. Kapitel 2.6.4.) und der Erhebung der Familienanamnese sowie dem Einsatz von Schlaftagebüchern erfolgt die weitere Untersuchung üblicherweise mithilfe von verschiedenen Schlaffragebögen, wie dem Epworth-Sleepiness-Score (ESS) und dem Stanford Narcolepsy Questionnaire (Anic-Labat et al. 1999).

Alternative Fragebögen, die speziell die Symptomatik der Narkolepsie erfassen, sind der Ullanlinna Narcolepsy Score (UNS) (Hublin et al. 1994a) und der Swiss-Narcolepsy-Score (SNS; Sturzenegger u. Bassetti 2004). Des Weiteren gehört zur Standarddiagnostik immer die Schlaflaboruntersuchung (Polysomnographie) bzw. ein sogenannter Multiple-Sleep-Latency-Test (MSLT, Einschlaftest tagsüber).Typischerweise zeigt sich im nächtlichen Schlaf in der Polysomnografie eine sehr kurze Einschlaf- und REM-Latenz sowie eine gestörte Schlafkontinuität. Bei der Untersuchung am Tag (MSLT) finden sich im Multiple-Sleep-Latency-Test bei einer Narkolepsie regelhaft massiv verkürzte Einschlaflatenzen.

5.4 Schlaflabor

Das erste Schlaflabor für die medizinische Untersuchung von Patienten wurde Ende der 1960er-Jahre in Kalifornien eröffnet. Anfang der 1970er-Jahre erfolgte die Eröffnung des ersten Schlaflabors in Deutschland, in einer Neurologischen Klinik in Schwalmstadt-Treysa in Hessen. Dort befindet sich noch heute der Hauptsitz der Deutschen Gesellschaft für Schlafforschung und Schlafmedizin DGSM (www.dgsm.de).

Die Einweisung in ein Schlaflabor sollte üblicherweise erfolgen, wenn der Verdacht auf eine körperliche Ursache der Schlafstörung oder eine chronische Insomnie besteht, bei der durch die Einhaltung der Schlafhygieneregeln, eine psychologische Behandlung oder/und eine begleitende medikamentöse Therapie die Symptomatik nicht in den Griff zu bekommen ist. In einem Schlaflabor werden neben der allgemeinen körperlichen Untersuchung und der Erhebung der Krankengeschichte meist auch psychologische Untersuchungen durchgeführt. Es gibt unterschiedliche Schlaflabore, die entweder auf die Behandlung der Schlafapnoe oder die Behandlung der Insomnie spezialisiert sind.

Die sogenannte Polysomnografie bedeutet, dass der Patient in einem Krankenhaus in einem eigens ausgestatteten Zimmer in der Regel zwei aufeinanderfolgende Nächte verbringt und dabei sein Schlaf anhand zahlreicher Ableitungen und Aufzeichnungen genau beobachtet und dokumentiert wird. Dafür muss der Patient auf vielfältige Weise «verkabelt» werden (**Abbildung 5**). Ein solches Schlaflabor ist daher ein medizinischer «High-tech»-Raum, wobei die meiste Technik im sogenannten Überwachungsraum steht. Dort sitzt geschultes Personal, das die richtige Erfassung der Daten überwacht und gegebenenfalls Korrekturen vornimmt, wenn sich eine Elektrode gelöst hat oder der Patient einfach nur zur Toilette muss.

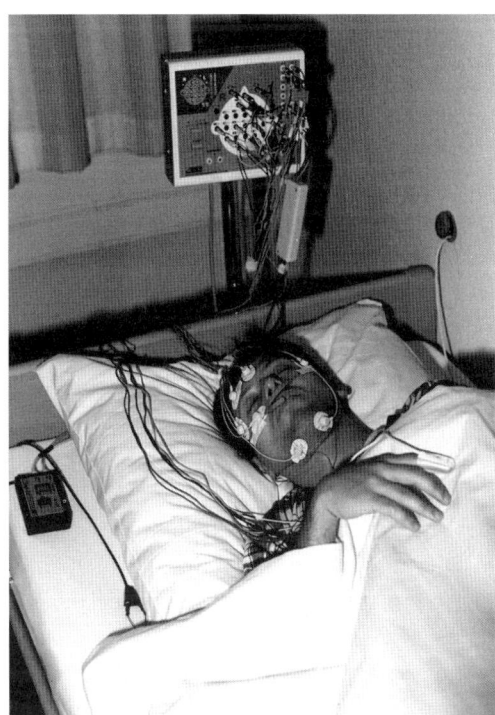

Abbildung 5:
Proband im Schlaflabor

Damit sich der Patient an die fremde Umgebung gewöhnen kann und keine umgebungsbedingten Fehler entstehen, werden üblicherweise eine Nacht zum Eingewöhnen und eine Nacht zur echten Datenerfassung genutzt. Die Ergebnisse beider Nächte ergeben ein Schlafprofil, das einen Eindruck von der Qualität des Schlafs ermöglicht.

Das Erfassen der einzelnen Schlafparameter wird in qualitätsgesicherten Leitlinien der Deutschen Gesellschaft für Schlafmedizin (DGSM) vorgegeben und die Labore müssen sich regelmäßig zertifizieren lassen. Inzwischen gibt es in Deutschland in sehr vielen Orten Schlaflabore. Die Adressen sowie eine Landkarte mit den nächstgelegenen Standorten finden sich auf der Homepage der Deutschen Gesellschaft für Schlafforschung und Schlafmedizin (www.dgsm.de).

Die wichtigste Ableitung ist das **Elektroenzephalogramm** (EEG), das anhand zahlreicher Elektroden auf der Kopfhaut die Hirnströme misst. So kann eine sichere Zuordnung der verschiedenen Schlafstadien erreicht werden. (**Abbildung. 6**)

Mittels des **Elektrookulogramms** (EOG) werden die Bewegungen der Augen im Schlaf erfasst. Vor allem das Stadium des REM-Schlafs ist gekennzeichnet durch schnelle seitwärtsgerichtete Augenbewegungen. Darüber hinaus werden an mehreren Stellen des Körpers Ableitungen zur Erfassung der Muskelbewegungen aufgebracht, das sogenannte **Elektromyogramm** (EMG).

Über ein Mikrofon am Kehlkopf werden die Schnarchgeräusche aufgenommen, um eventuell vorliegende Atemaussetzer erfassen zu können. Ebenfalls zur Erfassung der Atmung und von Atemaussetzern, wie sie typisch sind für die obstruktive Schlafapnoe (s. Kapitel 2.4.), wird eine kleine Sonde auf der Nase aufgesetzt, die den Luftstrom der Atemluft misst. Da es unter den Atemaussetzern bei dieser Erkrankung ebenfalls zu einem regelmäßigen Abfall der Herzfrequenz kommt, wird auch kontinuierlich durch eine einfache EKG-Ableitung der Puls gemessen. Mit der Reduzierung der Atmung geht meist auch ein Abfall der Sauerstoffsättigung im Blut einher, die letztlich zu einer Mangelversorgung vor allem des Gehirns führen kann, was wiederum in erhöhter Tagesmüdigkeit und Schläfrigkeit resultiert. Die Sauerstoffsättigung wird durch eine Sonde gemessen, die auf eine Fingerkuppe aufgesetzt und mit einem Pflaster befestigt wird (Pulsoxymetrie).

Wenn bereits im Vorfeld durch ein sogenanntes Apnoescreening oder während einer Langzeit-EKG-Auswertung der Verdacht auf das Vorliegen einer Schlafapnoe geäußert wurde, sollte auf jeden Fall eine Untersuchung

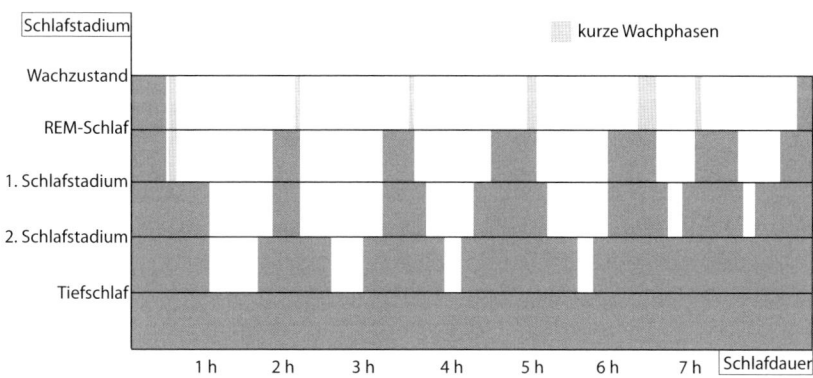

Abbildung 6: Idealisiertes Schlafprofil eines gesunden Menschen

im Schlaflabor erfolgen. Dort kann das Ausmaß der Atemaussetzer gemessen und vor allem kann dem Patienten eine Atemmaske angepasst werden, über die er zusätzlich Sauerstoff zugeführt bekommt. Dabei muss der erforderliche Druck individuell eingestellt werden.

Über Lagesensoren im Brustbereich und Bewegungssensoren an den Beinen können stärkere Zuckungen oder eine erhebliche Unruhe in den Beinen gemessen werden. Diese Befunde sind wichtig zum Ausschluss des Restless-leg-Syndroms (s. Kapitel 3.6).

6. Behandlung von Schlafstörungen

6.1 Wie erreicht man einen erholsamen Schlaf?

Für die primäre Insomnie wird ein psychophysiologisches Bedingungsmodell angenommen (zum Beispiel Morin 1993). Demzufolge wird die primäre Insomnie als Folge bzw. Wechselwirkung verschiedener Problembereiche interpretiert: Arousal, das heißt Angespanntheit beziehungsweise Erregtheit, wird als ein zentraler Faktor angesehen. Das Arousal kann isoliert oder simultan auf emotionaler, motorischer, kognitiver und physiologischer Ebene bestehen. Kognitiv findet sich bei vielen Insomniepatienten eine ausgeprägte Hyperaktivität, vor allem in der Nacht, mit einem Nicht-abschalten-Können. Viele Patienten mit primärer Insomnie entwickeln im Verlauf ihrer Erkrankung dysfunktionale und schlafinkompatible Kognitionen wie Sorge um den Schlaf, Grübeln über die Folgen der Schlaflosigkeit und unrealistische Erwartungen im Hinblick auf das eigene Schlafverhalten.

Ausgeprägte Selbstbeobachtung, ein innerer Druck, einschlafen zu müssen, sowie die Antizipation unangenehmer Folgen der Schlaflosigkeit erhöhen das Anspannungsniveau. Oftmals unrealistische Erwartungen, etwa dass jeder Mensch acht Stunden Schlaf brauche, und die Diskrepanz zum subjektiv erlebten Schlaf steigern die Schlaflosigkeit. Nicht selten werden die nächtlichen Wachzeiten über- und Länge und Qualität des Schlafs unterschätzt.

Viele Betroffene entwickeln im Laufe der Erkrankung ungünstige Schlafgewohnheiten. Dazu zählen zu lange Bettzeiten, zu frühes Zubettgehen, ein unregelmäßiger Schlaf-Wach-Rhythmus, Tagschlaf sowie schlafinkompatible Aktivitäten wie etwa Fernsehen, Lesen oder Arbeiten im Bett.

Als Konsequenz ihrer Schlaflosigkeit erleben die Betroffenen Stimmungsbeeinträchtigungen mit erhöhter Ängstlichkeit, Depressivität, Müdigkeit, Leistungs- und Konzentrationsstörungen. Eine erhöhte Depressivität kann auch Folge des Kontrollverlusts über den Schlaf sein, da die Betroffenen frustrane Anstrengungen unternehmen, die den Schlaf jedoch nicht verbessern. Erhöhte Tagesmüdigkeit und gestörte Konzentrations- und Leistungsfähigkeit können aus einem realen Schlafverlust resultieren, es kann sich jedoch auch um eine Überbewertung noch norm- und altersgerechter Vigilanzminderungen handeln, die fälschlicherweise der Insomnie zugeschrieben werden.

Um der Komplexität der verschiedenen auslösenden Faktoren gerecht zu werden, wurden in den vergangenen Jahren unterschiedliche Ansätze für die störungssprezifische Therapie der Schlafstörungen entwickelt (**Abbildung 7**). Insbesonders Elemente aus der Verhaltenstherapie haben sich in der Behandlung der chronischen Insomnie bewährt. Diese Ansätze werden im Folgenden ausführlich dargestellt.

6.2 Schlafhygiene

Die in der Abbildung dargestellten Bereiche stellen die wichtigsten Ansatzpunkte für verhaltenstherapeutische Interventionen dar:

- Aufklärung über Schlafhygiene und Psychoedukation
- Schlaf-Wach-Rhythmus-Strukturierung
- Stimuluskontrolle
- Einsatz kognitiver Techniken zur Reduktion nächtlicher Grübeleien und zum Abbau dysfunktionaler Kognitionen über den Schlaf
- Entspannungstechniken, insbesondere Muskelentspannung nach Jacobson
- Schlafrestriktion

Entspannung

Körperliche Entspannung:
- Progressive Muskelentspannung,
- Autogenes Training

Gedankliche Entspannung:
- Ruhebild, Phantasiereisen

Analyse aufrechterhaltender Bedingungen

Entsprechende Gegenmaßnahmen

- Prävention:
  Umgang mit zukünftigen Phasen von Schlaflosigkeit

Informationen zu Schlaf und Schlafstörungen

Schlaf-Wach-Rhythmus-Strukturierung, Stimuluskontrolle, Schlafhygiene

Kognitive Kontrolle

Erkennen kognitiver Teufelskreise und sich selbst erfüllender Prophezeiungen

Umgang mit schlafbehindernden Gedanken und Erwartungen:
- Gedankenstuhl, Gedankenstopp

Kognitives Umstrukturieren dysfunktionaler Gedanken

Abbildung 7: Störungsspezifische Psychotherapie der Insomnie

Merke

Wissenschaftliche Studien wiesen vor allem eine hohe Wirksamkeit der Kognitiven Verhaltenstherapie bei der Behandlung von Schlafstörungen nach.

6.2.1 Wissen über gesunden Schlaf

Von einem gesunden Schlaf wird gesprochen, wenn man sich am Morgen und auch tagsüber erholt und ausgeruht fühlt und sowohl die Schlafdauer als auch die Schlafqualität als erholsam empfunden werden. Bei Schlafstörungen ist beides häufig nicht der Fall: Die Betroffenen haben Schwierigkeiten beim Ein- und/oder Durchschlafen und fühlen sich am nächsten Tag müde, erschöpft und unkonzentriert, was Auswirkungen auf alle Lebensbereiche haben kann. Es gibt jedoch vielfältige Möglichkeiten, mit eigenem Verhalten den Schlaf beziehungsweise die Umgebungsbedingungen für einen gesunden Schlaf zu verbessern. Im Folgenden werden Hinweise auf Behandlungsmöglichkeiten bei Schlafstörungen gegeben, die Sie auch selbstständig einsetzen können.

Immer wieder werden Mythen und Fehlinterpretationen über einen gesunden und erholsamen Schlaf kolportiert. Eine Aufgabe des Arztes ist es, ausreichende Informationen über die normale Schlafregulation zu geben. In der folgenden Tabelle wurden einige dieser «Mythen» den Tatsachen gegenübergestellt.

Tabelle 10: Mythen und Tatsachen der Schlafregulation *(Fortsetzung n. S.)*

Mythos	Tatsache
Die ideale Schlafdauer beträgt 8 Stunden.	Jeder Mensch benötigt unterschiedlich viel Schlaf. Kurzschläfer kommen mit sechs, evtl. sogar fünf Stunden gut aus.
Die Tiefschlafphase erstreckt sich über die ganze Nacht.	Der Tiefschlaf macht nur 10 bis 25 Prozent des nächtlichen Schlafs aus.
Die tägliche Leistungsfähigkeit ist abhängig von der nächtlichen Schlafqualität.	Die Leistungsfähigkeit eines Menschen ist von vielen Faktoren abhängig. Auch nach guten Nächten können wir tagesmüde sein.
Nach dem Einschlafen wird der Schlaf linear tiefer und steigt dann langsam bis zum Morgen an.	Der Schlaf besteht aus Zyklen von ca. 90 Minuten Dauer.

Tabelle 10: Mythen und Tatsachen der Schlafregulation *(Fortsetzung)*

Mythos	Tatsache
Schlechter Schlaf ist gekennzeichnet durch mehrmaliges nächtliches Aufwachen.	Bei gesundem Schlaf sind mehrere nächtliche Aufwachphasen völlig normal.
Schlechter Schlaf sollte in der darauffolgenden Nacht nachgeholt werden.	Schlaf kann nur sehr begrenzt nachgeholt werden, eine Regulation des Schlafverlusts erfolgt eher über die Schlafqualität.

Als hilfreich haben sich vor allem Techniken der Kognitiven Verhaltenstherapie (Schlafhygiene, Stimuluskontrolle, Kognitive Therapie und Schlafrestriktion) und der Einsatz von Entspannungstechniken auf der gedanklichen und der Handlungsebene erwiesen. Die einzelnen Techniken, Hinweise auf die Wirksamkeit und auch die Probleme werden im Folgenden dargestellt.

Merke

Von einem gesunden Schlaf spricht man nicht nur bei einer ausreichenden Schlafdauer, sondern auch bei einer erholsamen Schlafqualität.

6.2.2 Eine schlaffördernde Umgebung schaffen (Stimuluskontrolle)

Für einen gesunden Schlaf ist die richtige Umgebung wichtig. Auch die Gestaltung des Schlafzimmers sollte genau überlegt werden: Es sollte einen Raum der Ruhe darstellen. Das beginnt bei der richtigen Möblierung des Zimmers. Mit Möbeln sollten Sie im Schlafzimmer sparsam umgehen und auch die Anordnung der Möbel sollte hinterfragt werden. Stellen Sie sich dazu einmal die Aussicht vor, die sich Ihnen bietet, wenn Sie gemütlich im Bett liegen. Hohe Schränke oder andere große Möbel wirken aus dieser Perspektive häufig bedrückend und können so einen negativen und störenden Einfluss auf das Wohlgefühl im Schlafzimmer haben.

Bereits beim Betreten sollte das Zimmer Ruhe und Entspannung vermitteln. Dazu ist es wichtig, dass das Schlafzimmer nur mit Schlafen verbunden wird und nicht mit Arbeit oder anderen Aktivitäten (zum Beispiel Sport, Fernsehen), sodass wenn möglich auf einen Schreibtisch, einen

Computer, ein Telefon, einen Fernseher und Ähnliches verzichtet werden sollte.

6.2.3 Konditionierung

Dieser Begriff stammt aus der Lernpsychologie und bezeichnet das Erlernen bestimmter Reiz-Reaktions-Muster. Ziel der Konditionierung ist, den Körper und den Geist bereits beim Betreten des Schlafzimmers und beim Anblick des Betts auf Schlafen einzustellen. Zu viele andere Aktivitäten stören diesen Prozess und damit in der Folge auch einen erholsamen Schlaf. Erlaubt ist deshalb alles, was die eigene **Entspannung** fördern kann: Bilder mit schönen Landschaften oder Erinnerungen oder auch ein Radio oder eine Musikanlage. Bei Radios oder Musikanlagen eignen sich Geräte mit einer eingebauten Zeitschaltuhr, die sich nach einer einstellbaren Zeitspanne von selbst ausschalten, sodass der Schlaf nicht gestört wird.

Zudem sollte es möglich sein, das Zimmer ganz abzudunkeln, um Lichtquellen von außerhalb (wie zum Beispiel Straßenlaternen oder Mondlicht oder die aufgehende Sonne in den Sommermonaten) abschirmen zu können. Als Lichtquellen im Raum sind Lampen geeignet, die in der Früh möglichst hell leuchten, um das Aufstehen zu erleichtern. Am Abend haben sich dagegen kleine Leselampen mit einem Dimmer als unterstützend für gesunden Schlaf erwiesen.

Darüber hinaus ist die **Raumtemperatur** entscheidend: Sie sollte im Mittel zwischen 14 und 18 Grad Celsius liegen und es sollte regelmäßige Frischluftzufuhr möglich sein. Die ideale Temperatur kann den Körper beim Herunterkühlen in der Nacht unterstützen und damit den Schlaf fördern. Die Temperatur im Schlafzimmer sollte jedoch individuell gewählt werden.

Die entscheidende Frage für einen gesunden Schlaf ist immer: Fühle ich mich in meinem Bett und in meinem Schlafzimmer wohl? Dazu gehören auch die Auswahl der richtigen Matratze und die Größe des Betts. Die richtige Matratze erhöht den Schlafkomfort, schont die Wirbelsäule und beugt damit Schmerzen oder Verspannungen vor, die sich ebenfalls negativ auf den Schlaf auswirken können. Wichtig sind eine gute und professionelle Beratung und die Möglichkeit, die Matratze eine Zeit lang auszuprobieren. Auch die Größe des Betts kann zur Verbesserung des Schlafs beitragen: Während des Schlafens, und hier vermehrt während des Einschlafens und der Traumphasen, bewegen wir uns sehr viel, sodass das Bett und auch die

Decke ausreichend groß sein sollten, um nicht anzustoßen und aufzuwachen.

Zusammenfassung der förderlichen Umgebungsbedingungen:

- Schlafzimmer als Ort der Ruhe und Entspannung
- Raumtemperatur zwischen 14 und 18 Grad Celsius
- wirbelsäulenfreundliche Matratze mit hohem Liegekomfort
- abgedunkelter Raum mit der Möglichkeit von Frischluftzufuhr

Merke

Zur Verbesserung des Schlafs sollte auch auf schlaffördernde Umgebungsbedingungen geachtet werden.

6.2.4 Möglichkeiten der Schlafhygiene

Neben der regelmäßigen Entspannung und der Veränderung der Umgebungsbedingungen können auch die **Regeln der Schlafhygiene** zu einem gesunden Schlaf beitragen und diesen zu verbessern. Diese Regeln helfen dabei, sich für einen gesunden Schlaf in der Nacht schon tagsüber förderlich zu verhalten. Nach einer konsequenten Anwendung und Durchführung konnte die Wirkung der Schlafhygiene-Regeln nachgewiesen werden. Eben darin besteht aber auch häufig eine große Schwierigkeit: Da die positive Wirkung nicht immer unmittelbar spürbar wird, ist es für viele sehr anstrengend, die Regeln über einen längeren Zeitraum einzuhalten. Es kostet daher zu Beginn sehr viel Überwindung und Einsatz, sich an die Regeln zu halten. Eine Möglichkeit zur Verbesserung der Motivation besteht darin, sich mit anderen Betroffenen zusammenzuschließen und sich gegenseitig zu unterstützen.

6.2.5 Die Regeln der Schlafhygiene

Halten Sie jeden Tag (auch am Wochenende) regelmäßige Aufsteh- und Bettgehzeiten mit einer maximalen Abweichung von 30 Minuten ein. Regelmäßigkeit sowohl beim Schlaf als auch beim Essen stellt im Alltag eine notwendige Voraussetzung dafür dar, dass sich die verschiedenen biologischen Rhythmen des Körpers aufeinander abstimmen können. Daher ist es bei Schlafstörungen sehr wichtig, regelmäßig zu denselben Zeiten ins Bett zu gehen und aufzustehen. Damit gelingt es dem Körper, sich an den Rhythmus zu gewöhnen. Zusätzlich stellen sich physiologische Veränderungen ein, in der Folge werden zur Bettgehzeit Schlafhormone (Melatonin) ausgeschüttet, die zu einer erhöhten Müdigkeit führen und das Einschlafen erleichtern.

- Legen Sie sich tagsüber nicht schlafen, auch wenn Sie müde sind!

Selbst ein relativ kurzer Mittagsschlaf kann dazu führen, dass der Schlafdruck unverhältnismäßig stark abnimmt, sodass Ein- und Durchschlafstörungen die Folge sein können. Die Zeit, die Sie also für Ihren Mittagsschlaf nutzen, wird beim Nachtschlaf abgezogen. Wenn Sie auf einen Kurzschlaf trotzdem nicht verzichten können, sollten Sie ihn möglichst nicht nach 15 Uhr legen und ihn mit einem Wecker auf 20 Minuten beschränken. Häufig übersehen wird das kurze Einschlafen vor dem Fernseher am Abend, das ebenfalls zu Ein- und Durchschlafstörungen führen kann und daher vermieden werden sollte.

- Vermeiden Sie Alkohol vor dem Zubettgehen!

Alkohol sollte niemals als Schlafmittel eingesetzt werden, da er zwar das Einschlafen erleichtern kann, die Schlafqualität durch Beeinträchtigung der Tief- und REM-Schlafphase aber deutlich verschlechtert wird. So führt der regelmäßige Genuss von Alkohol aufgrund der kurzen Wirklatenz zu Durchschlafstörungen vor allem in der zweiten Nachthälfte und geht häufig mit Albträumen einher. Auch geringe Mengen Alkohol können Störungen des Schlafs bewirken. Neben den möglichen nächtlichen Problemen nach dem Genuss von Alkohol kann der regelmäßige Konsum auch zu Abhängigkeit führen und sollte daher vermieden werden.

- Nehmen Sie nach dem Mittagessen keine koffeinhaltigen Getränke zu sich!

Neben Kaffee, schwarzem und grünem Tee sowie Cola beinhalten auch bestimmte Speisen Koffein (**Tabelle 11**). Die schlafschädigende Wirkung von koffeinhaltigen Getränken und Speisen kann je nach individueller Empfindlichkeit bis zu 14 Stunden anhalten, sodass bei Schlafstörungen auch der Versuch gemacht werden sollte, einen ganzen Tag auf diese Genussmittel zu verzichten.

Tabelle 11: Koffeingehalt einzelner Getränke und Genussmittel

Getränk/Speise	Menge	Koffeingehalt in mg
Kaffee	100 ml	30–100
Cola	100 ml	25
schwarzer Tee	1 Tasse	20–40
Kakao	1 Tasse	6
Guarana	1 g	40–90
Espresso	30 ml	40
Vollmilchschokolade	100 g	15
Bitterschokolade	100 g	90
Energy Drink	100 ml	maximal 32

- Nehmen Sie keine schweren Mahlzeiten am Abend ein!

Eine erhöhte Magen- und Darmaktivität am Abend nach einer kalorien-
reichen Mahlzeit kann den Schlaf stören. Eine kleine Mahlzeit vor dem
Zubettgehen kann dagegen den Schlaf verbessern: Nahrungsmittel wie
Milch mit Honig, Schokolade oder eine Banane enthalten L-Trypto-
phan, das auch eine Rolle bei der Schlafregulation spielt. Es bestehen
jedoch auch hier individuelle Unterschiede, sodass einige Menschen gerade nach einer üppigen Mahlzeit besser schlafen können. Wie in allen
Bereichen, gilt es auch bei der Wahl der Abendmahlzeit, Extreme zu
vermeiden: So stört sowohl ein Überessen als auch ein nagendes Hungergefühl am Abend einen gesunden Schlaf.

- Achten Sie auf regelmäßige körperliche Aktivität!

Regelmäßige körperliche Aktivität führt zu einer Verbesserung der Tiefschlafphasen. Intensive körperliche Anstrengung vor dem Schlafengehen sollte jedoch vermieden werden: Sie erhöht die Körpertemperatur,
aktiviert das vegetative Nervensystem und kann in der Folge das Einschlafen erschweren. Trotz zahlreicher Wirksamkeitsnachweise konnten
in einigen experimentellen Studien die positiven Effekte der körperlichen Aktivität auf den Schlaf nicht gefunden werden. Es ist daher bislang noch nicht ausreichend geklärt, ob die körperliche Aktivität selbst
oder die damit einhergehende gesündere Lebensweise, der Stressabbau
oder die erhöhte Frischluftzufuhr den Schlaf verbessern.

- Verringern Sie am Abend langsam die körperliche und geistige Anstrengung und lassen Sie den Tag ruhig ausklingen!

  Dazu gehört auch, den Tag möglichst nicht mit wichtigen Gesprächen zu beenden, die beim Einschlafen nachwirken können und damit den Schlaf stören. Sollten Sie trotzdem noch durch Konflikte oder Sorgen belastet sein, kann es helfen, diese in einem Tagebuch aufzuschreiben.

- Gestalten Sie Ihre Schlafumgebung angenehm und schlaffördernd (Temperatur, Licht, Geräusche)!

  Nach Möglichkeit sollte das Schlafzimmer nur zum Schlafen dienen und nicht gleichzeitig zum Beispiel als Arbeitszimmer oder für andere anregende Aktivitäten genutzt werden. Wichtig ist auch, auf bestimmte Umgebungsbedingungen zu achten: Die Temperatur im Schlafzimmer sollte zum Beispiel zwischen 14 und 18 Grad Celsius liegen. Zudem sollte darauf geachtet werden, mögliche Geräuschquellen zu identifizieren und diese aus dem Schlafzimmer zu entfernen sowie den Raum vollständig abzudunkeln.

- Schaffen Sie sich ein persönliches Einschlafritual!

  Ein persönliches Einschlafritual kann dem Körper das Signal zum Schlafen geben. Das Ritual kann zum Beispiel aus einem kurzen Spaziergang oder dem Hören von Entspannungsmusik bestehen. Damit können Sie zur Ruhe kommen und haben noch einmal die Gelegenheit, den Tag ausklingen zu lassen. Erinnern Sie sich dabei auch an Ihre Kindheit und die dabei vertrauten Einschlafrituale zurück: Kindern kann eine regelmäßig vorgelesene Gute-Nacht-Geschichte beim Einschlafen helfen.

- Schauen Sie in der Nacht nicht auf den Wecker oder die Uhr!

  Das Kontrollieren der Uhrzeit beim Einschlafen oder Aufwachen in der Nacht kann Schlafstörungen verstärken. Der Wecker sollte daher nach Möglichkeit vom Bett weggedreht werden, um dem Leistungsdruck («Ich muss jetzt endlich schlafen») und dem Gewöhnungsprozess entgegenzuwirken. Zudem besteht bei einer ständigen Überprüfung der Uhrzeit die Gefahr, den Körper auf eine Zeit zu konditionieren, was dazu führt, dass man immer wieder zur gleichen Uhrzeit in der Nacht aufwacht.

• Essen Sie nicht, wenn Sie in der Nacht aufwachen!

Auch beim nächtlichen Essen kann ein Konditionierungsprozess entstehen. Der Körper gewöhnt sich an die nächtliche Nahrungsmittelzufuhr und wacht in der Folge auf, um wieder «gefüttert» zu werden. Bereits in den 1950er-Jahren wurde dieses Phänomen als sogenanntes Night-Eating-Syndrom beschrieben. Es teilt die Problematik mit einer Reihe anderer Essstörungen wie der Anorexia nervosa, bei der Schlafstörungen durch den anhaltenden Hunger aufgrund von Mangelernährung entstehen. Bei der Ess-Brech-Sucht oder Bulimia nervosa verlagern sich die Heißhungeranfälle oft in den Abend bis in die Nacht hinein. Die dadurch bedingten körperlichen Strapazen führen ebenfalls zu massiven Ein- und Durchschlafstörungen, aber auch zu nachhaltiger Müdigkeit an den Folgetagen. Eine Sonderform stellt die sogenannte Binge-Eating-Störung (BED) dar, bei der es regelmäßig zu Heißhungeranfällen ohne nachfolgende Gegenregulation kommt. Das Night-Eating-Syndrom wird daher auch als ein Teilphänomen der Binge-Eating-Störung diskutiert.

Merke

Die Regeln zur Schlafhygiene sollen zu einem gesunden Schlaf beitragen. Wichtig ist die kontinuierliche Anwendung der Regeln, um eine Wirksamkeit zu erzielen.

6.2.6 Probleme bei der Anwendung der Schlafhygiene-Regeln

Neben der Notwendigkeit, die Regeln über einen längeren Zeitraum anzuwenden, um eine Verbesserung des Schlafs zu bewirken, können auch andere Gründe zu einem Abbruch dieser Methode führen. Die Anwendung der Regeln stellt für viele eine große Veränderung des alltäglichen Rhythmus dar, die häufig nicht nur Einfluss auf den Betroffenen, sondern auch auf die Angehörigen hat. Dieser Einschnitt in den Alltag und die erst einmal ausbleibenden positiven Erfahrungen lösen bei vielen Menschen die Angst aus, ihr Leben lang durch die Regeln bestimmt zu werden und auf alte, liebgewonnene Verhaltensweisen (zum Beispiel den Espresso nach dem Abendessen) auf Dauer verzichten zu müssen. Nach Abnahme der Schlafstörungen ist es aber durchaus erlaubt, hin und wieder die Regeln zu brechen: Bei einem Rückfall ist den Betroffenen dann aber auch schneller deutlich, woher die Schlafstörungen kommen und was zu tun ist, um etwas daran zu verändern.

Ein weiteres Problem stellt die Tatsache dar, dass der Schlaf auch bei einer konsequenten Einhaltung der Schlafhygiene-Regeln in einigen Nächten gestört sein kann. Daher sollten Sie versuchen, die Regeln und Hinweise über einen Zeitraum von mindestens drei Wochen zu befolgen, um sich darauf einstellen und daran gewöhnen zu können. Sehen Sie diese Zeit auch als Teil eines Experiments an, bei dem Sie auf die Wirkung gespannt sind.

6.3 Die Technik der Stimuluskontrolle

Während sich die Regeln zur Schlafhygiene mit Voraussetzungen für einen gesunden Schlaf auseinandersetzen, wird mit den Regeln zur Stimuluskontrolle oder auch Regeln zur Schlaf-Wach-Rhythmus-Strukturierung versucht, wieder eine Verbindung zwischen Bett und Schlafen herzustellen, die bei vielen Menschen mit Schlafproblemen verloren gegangen ist: Das Bett wird häufig neben dem Schlafen auch für aktivierende Tätigkeiten wie Essen, Lesen oder Fernsehen, aber auch für Grübeln und sich Sorgen machen genutzt (**Abbildung 8**).

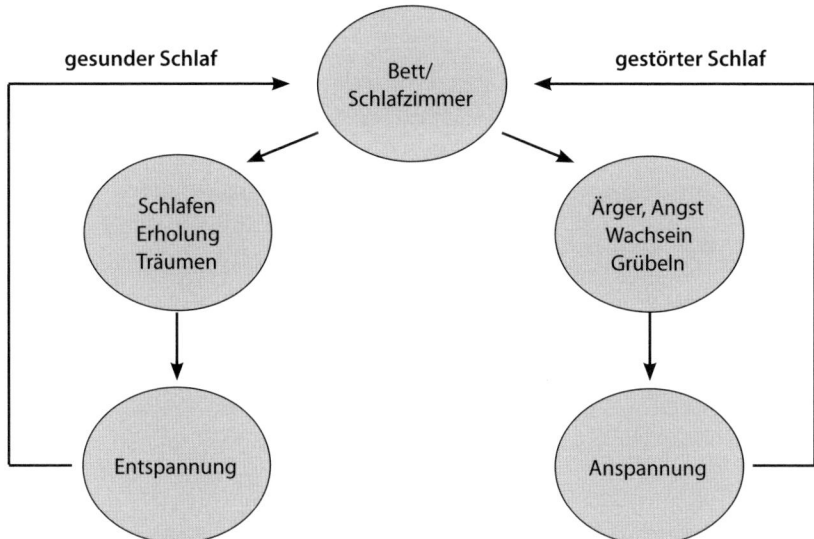

Abbildung 8: Lernprozess des Schlafens

Bestehen diese Verhaltensweisen über einen längeren Zeitraum, entsteht eine Assoziation zwischen diesen Tätigkeiten und dem Bett und der Körper reagiert beim Anblick des Betts mit einer entsprechenden Erregung oder Aktivierung, die in der Folge den Schlaf stören kann. Bei gesunden Schläfern löst dagegen der Anblick des Betts bereits einen Abfall des Blutdrucks aus, was schlaffördernd wirkt. Die Einhaltung der Regeln erfordert von den Betroffenen ähnlich wie die Anwendung der Schlafhygiene-Regeln viel Disziplin und Kontrolle und teilweise auch die Einbeziehung des Partners, was die konsequente Durchführung erschwert und zu Misserfolgen beitragen kann. Werden die Regeln aber über einen längeren Zeitraum eingehalten, zählen sie zu den wirksamsten Therapieansätzen bei der Behandlung von Schlafstörungen.

Merke

Die Regeln zur Stimuluskontrolle müssen über einen Zeitraum von mindestens vier Wochen eingehalten werden, um Wirksamkeit zu zeigen.

6.3.1 Regeln der Stimuluskontrolle

1. Gehen Sie erst dann zu Bett, wenn Sie ausreichend müde sind und das Gefühl haben, einschlafen zu können.
2. Nutzen Sie Ihr Bett zu nichts anderem als zum Schlafen. Schauen Sie dort nicht fern, lesen Sie nicht, essen Sie nicht, telefonieren Sie nicht, grübeln Sie nicht und streiten Sie sich nicht mit Ihrem Partner. Ausnahme: sexuelle Aktivitäten (aber nur, wenn diese positiv erlebt werden).
3. Wenn das Einschlafen einige Zeit (10 bis 20 Minuten) nicht gelingt, sollten Sie aus dem Bett aufstehen und sich eine andere ruhige Tätigkeit, zum Beispiel lesen oder Musik hören, suchen. Gehen Sie erst dann wieder zu Bett, wenn Sie sich schläfrig und müde fühlen.
4. Wenn Sie innerhalb einer bestimmten Zeit erneut nicht einschlafen können, stehen Sie wieder auf. Wiederholen Sie dies so oft wie nötig innerhalb einer Nacht. Stehen Sie auch auf, wenn Sie plötzlich mitten in der Nacht aufwachen und nicht wieder einschlafen können.
5. Stehen Sie jeden Morgen zur selben Uhrzeit auf, unabhängig von der Schlafdauer. Dabei ist es wichtig, sich einen Wecker zu stellen. Diese Regel gilt auch am Wochenende.
6. Vermeiden Sie, tagsüber zu schlafen oder sich hinzulegen und versuchen Sie, auch am Abend vor dem Fernseher nicht zu schlafen.

Die erste Regel, nur dann ins Bett zu gehen, wenn man müde ist, hört sich für viele selbstverständlich an. Bei Betroffenen mit Schlafstörungen ist diese Selbstverständlichkeit jedoch häufig abhanden gekommen, sodass die Regel helfen soll, sensibler auf die eigene Müdigkeit zu reagieren. Die zweite Regel soll wieder eine Verbindung zwischen Bett und Schlaf herstellen, die häufig verlorengegangen ist. Auch förderliche Umgebungsbedingungen, wie die Gestaltung des Schlafzimmers als Ort der Ruhe und Entspannung, können bei der Anwendung der Regeln helfen. Eine Ausnahme stellt bei einigen Autoren das Lesen im Bett dar: Dies wird von vielen Betroffenen als «entspannend» erlebt. Insofern ist Lesen nicht generell eine «schlafstörende» Aktivität. Trotzdem ist das Gehirn beim Lesen hochaktiv und kann damit das Einschlafen verhindern. Andere Autoren sind gegenteiliger Meinung: Für viele Betroffene ist Lesen eine gute Möglichkeit, den Alltag ausklingen zu lassen und zu entspannen oder sich nachts, wenn sie wach liegen, von unangenehmen Grübeleien abzulenken. Es sollte trotzdem darauf geachtet werden, was man vor dem Einschlafen liest: Kriminalromane oder eine intellektuell anstrengende Lektüre sind weniger zu empfehlen.

Die Regeln 3 und 4 sollen ebenfalls die Verbindung zwischen Bett und Schlaf verstärken und lange Wachliegezeiten vermeiden. Gerade längere Wachliegephasen führen häufig zu vermehrtem Grübeln und sind mit Ärger und Ängsten verbunden, die sich wiederum negativ auf den Schlaf auswirken können.

Neben den oben genannten Punkten spielt auch die Verknüpfung mit bestimmten Schlafenszeiten eine wichtige Rolle: Der Körper stellt sich damit langsam wieder auf einen Schlaf-Wach-Rhythmus ein, was physiologische und hormonelle Veränderungen zur Folge hat, die einen gesunden Schlaf begünstigen.

6.3.2 Probleme der Stimuluskontrolle

Eine Schwierigkeit bei der Durchführung und Einhaltung der Stimuluskontrolle ist zum einen die massive Verhaltensänderung, die einigen Betroffenen abverlangt wird. So muss in einigen Fällen der gesamte Lebensrhythmus verändert und den Regeln angepasst werden. Zum anderen sind die positiven Effekte häufig erst nach einigen Wochen der konsequenten Einhaltung spürbar. Zunächst treten sehr häufig mit einer Verkürzung der Schlafenszeit und einer daraus folgenden erhöhten Tagesmüdigkeit negative Konsequenzen ein, die die Motivation einschränken können. Zur Verbesserung oder Aufrechterhaltung der Motivation ist es möglich, die Regeln zur Stimuluskontrolle in einer Gruppe einzuüben: Erste positive Effekte anderer Teilnehmer können dann als Ansporn genutzt werden, weiterzumachen und durchzuhalten. Falls diese Möglichkeit nicht besteht, kann auch versucht werden, den Partner mit einzubeziehen.

Einige Betroffene fürchten auch um eine Einschränkung in der Lebensqualität, aus Angst, die Regeln ein Leben lang einhalten zu müssen. Die Regeln zur Stimuluskontrolle sollten solange angewendet werden, bis der Schlaf reguliert und verbessert werden konnte. Im Anschluss können Sie versuchen, die Regeln in kleinen Schritten zu verändern und an die gegebenen Lebensbedingungen anzupassen: So ist es im Verlauf durchaus möglich, am Sonntag wieder auszuschlafen oder auch in Einzelfällen im Bett zu frühstücken. Falls der Schlaf sich in der Folge wieder verschlechtert, sollte erneut auf die Regeln zurückgegriffen werden. Dieser Vorgang nimmt den Betroffenen häufig bereits die bei Schlafstörungen typischen Hilflosigkeitsgefühle, da der Auslöser deutlich ist und der Betroffene Möglichkeiten kennt, den Schlaf durch Veränderung des eigenen Verhaltens wieder zu verbessern.

6.3.3 Wirksamkeit

Die Effektivität der Stimuluskontrolle konnte in vielen Studien belegt werden, auch wenn der Wirkmechanismus noch nicht eindeutig geklärt wurde: So zeigte sich nicht immer eindeutig eine Verbesserung aufgrund einer gestärkten Verbindung zwischen Bett und Schlaf, sondern eher durch die Unterbrechung der Grübelkreisläufe. Dafür sprechen auch die Ergebnisse einer Studie, in der eine Verbesserung des Schlafs erreicht werden konnte, obwohl die Teilnehmer aufgefordert wurden, im Bett zu essen und zu lesen und sich tagsüber hinzulegen. Eine gleichzeitige Anwendung von Stimuluskontrolle und Schlafrestriktion (siehe Kap. 6.7) ist dagegen nicht zu empfehlen, da beide Verfahren zu einem erhöhten Schlafdruck führen.

Merke

Durch die Einhaltung der Regeln zur Stimuluskontrolle wird die Verbindung zwischen Bett und Schlaf erneuert oder verstärkt, was den Schlaf langfristig verbessern kann.

6.4 Veränderung der Gedanken und Einstellungen zum Schlaf (Kognitive Therapie)

In der Kognitiven Therapie steht die Arbeit mit Kognitionen im Vordergrund. Unter Kognitionen werden Bewertungen, Gedanken, Erwartungen und Überzeugungen eines Menschen verstanden, die die Gefühle und das Verhalten direkt beeinflussen. Als Begründer der kognitiven Therapie gilt der Psychologe Aaron Beck: Er ging davon aus, dass sich Gedankeninhalte auf drei Bereiche beziehen – die Sicht auf uns selbst, auf andere und auf die Welt –, die sich aufgrund der individuellen Lern- und Lebenserfahrung entwickeln. Diese Gedankeninhalte können aufgrund dessen auch Verzerrungen oder andere sogenannte Denkfehler beinhalten, die in einer Therapie entdeckt und langfristig verändert werden sollen. Zur Veränderung werden folgende Bausteine und Verfahren eingesetzt: Beurteilung eines Gedankens nach seinen Vor- und Nachteilen, realistische Überprüfung der Gedanken, Sammeln von alternativen Gedanken und der Versuch, diese neuen Gedanken in den Alltag einzubauen. Bei den Verfahren der kognitiven Therapie geht es aber nicht einfach um eine Form des positiven Denkens: Ziel in der Arbeit mit Gedanken ist es vielmehr, den störenden Gedanken durch einen realistischen zu ersetzen.

6.4.1 Einsatz kognitiver Techniken bei Schlafstörungen

Sowohl bei der Entstehung als auch bei der Aufrechterhaltung von Schlafstörungen spielen negative Gedanken und Bewertungen eine wichtige Rolle. Einige typische Denkmuster, die bei der Aufrechterhaltung von Schlafstörungen zum Tragen kommen können, sind in der folgenden Tabelle zusammengestellt.

Tabelle 12: Denkmuster, die Schlafstörungen fördern *(Fortsetzung n. S.)*

Denkmuster	Beschreibung	Beispiel
Alles-oder-nichts-Denken	Situationen werden in Extremen betrachtet.	Wenn ich nicht gut schlafe, werde ich tagsüber völlig erschöpft sein.
Katastrophisieren	Die Zukunft wird negativ vorhergesagt.	Mein Chef wird mich entlassen, weil ich bei der Arbeit einschlafe.

Tabelle 12: Denkmuster, die Schlafstörungen fördern *(Fortsetzung)*

Denkmuster	Beschreibung	Beispiel
Übergeneralisierung	Negative Schlussfolgerung für weitere Situationen.	Nie kann ich einschlafen. Morgen werde ich sicher wieder wachliegen.
Negative Interpretation	Einseitige Betrachtung negativer Faktoren der Situation.	Wenn ich erst um zwei Uhr einschlafe, habe ich nur noch vier Stunden Schlaf.
Aberglaube	Ursachenzuschreibung auf Faktoren, die den Schlaf nicht beeinflussen.	Im Schlafzimmer soll man keinen Spiegel aufhängen.
Verallgemeinerung	Einzelne negative Situationsmerkmale werden übertrieben verallgemeinert.	Ich bin zweimal nachts aufgewacht, d. h. ich habe schlecht geschlafen.

Schlafstörungen entstehen häufig in belastenden Lebenssituationen, die dazu führen, dass noch im Bett über die Probleme nachgedacht wird, der Kopf also nicht abschalten kann. Dieses Grübeln und sich Sorgen um die aktuellen Probleme führt zu einer gedanklichen und körperlichen Anspannung, die die Schlafstörungen auslöst. Bei einer Chronifizierung der Schlafstörungen stehen dann häufig Gedanken über die Schlaflosigkeit sowie der damit verbundene Ärger und die Ängste im Vordergrund, die zu einer Aufrechterhaltung der Schlafstörungen führen. Daneben wird das Bett immer mehr mit Grübeln verbunden, das heißt, das Grübeln und Nachdenken im Bett wird im Laufe der Zeit «antrainiert». Durch diese Konditionierung zwischen Bett und Grübeln setzen allein beim Anblick des Betts Gedankenkreisläufe ein.

Fallbeispiel

Eine 40-jährige Frau leidet seit zirka fünf Jahren an starken Ein- und Durchschlafstörungen, die zu einer ausgeprägten Tagesmüdigkeit und Erschöpfung führten. Es gelingt ihr daher immer weniger, sich im Beruf zu konzentrieren, und sie merkt, dass ihre Leistungen nachlassen. Im Verlauf steigt ihre Angst, aufgrund der abnehmenden Leistungen ihren Arbeitsplatz zu verlieren und arbeitslos zu werden. Jeden Abend geht die Frau mit dem Gedanken ins Bett, heute unbedingt schlafen zu müssen, um morgen im Alltag gut funktionieren zu können. Dieser Gedanke löst Stress und Anspannung aus und verhindert die Entspannung, die für das Einschlafen nötig wäre. Aufgrund der langjährigen Erfahrungen mit dem vorliegenden Problem und den vielen vergeblichen Behandlungsversuchen ist die Betroffene zudem resigniert und es dreht sich immer wieder der Gedanke im Kopf, dass es keine Hilfe für sie gäbe und sie den Schlafstörungen ausgeliefert sei. Auch dieser Gedanke erhöht täglich die Angst vor der nächsten Nacht und führt ebenfalls zu erhöhter körperlicher Anspannung, was wiederum den Schlaf weiter beeinträchtigt (**Abbildung 9**).

Die Kognitive Therapie bei Schlafstörungen wird neben vielen anderen in diesem Buch dargestellten Therapiebausteinen eingesetzt, um den dargestellten Teufelskreislauf aus negativen Gedanken, körperlicher Anspan-

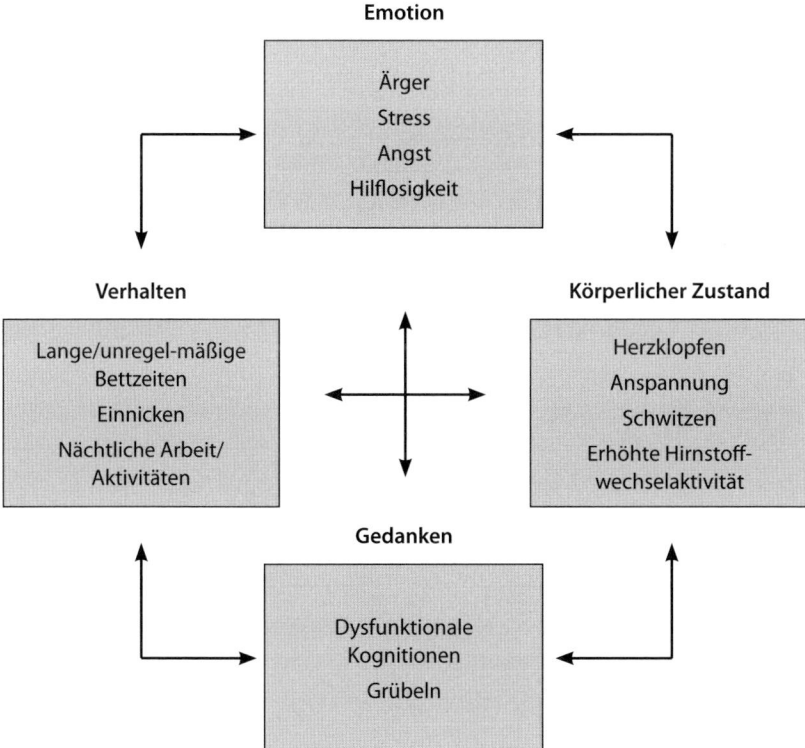

Abbildung 9: Teufelskreis der Schlafstörungen

nung und Schlafstörungen zu durchbrechen. Bei den kognitiven Methoden werden verschiedene Ansatzpunkte unterschieden:

- präventive Techniken (Gedankenstuhl, Gedankenstopp, systematisches Problemlösen)
- ablenkende Techniken (Fantasiereisen, Ruhebilder, Entspannungsverfahren)
- kognitive Umstrukturierung als längerfristige Technik.

6.4.2 Präventive Techniken

Gedankenstuhl

Um die Konditionierung zwischen Bett und Grübeln zu unterbrechen und aufzuheben, sollte das Bett nicht mehr als Ort zum Nachdenken und sich Sorgen genutzt werden. Dabei kann der Einsatz des Gedankenstuhls hilfreich sein: Suchen Sie sich einen Ort in Ihrer Wohnung außerhalb des Schlafzimmers und nutzen Sie ihn zum Nachdenken und Grübeln, falls diese Gedanken den Schlaf beeinträchtigen. Dieses Vorgehen eignet sich insbesondere bei Problemen oder Entscheidungen, die als unaufschiebbar eingeschätzt werden. Zudem ist es sinnvoll, bei Einschlafproblemen oder auch beim nächtlichen Erwachen aufzustehen, falls das Grübeln das Einschlafen erschwert oder unmöglich macht.

Gerade unangenehme oder belastende Entscheidungen oder Überlegungen, die sich während des Tages stellen, werden häufig aufgeschoben und überfallen einen regelrecht, sobald man im Bett liegt. Vorbeugend ist es dabei sinnvoll, Probleme oder Entscheidungen nicht aufzuschieben bzw. sich tagsüber damit auseinanderzusetzen. Dabei kann es helfen, sich Gedanken und Gefühle zu dem Problem aufzuschreiben. Auch nachts kann das Aufschreiben von Gedanken und wichtigen Einfällen helfen wieder abzuschalten, ohne Angst zu haben, etwas Wichtiges zu vergessen. Wenn bereits tagsüber Schwierigkeiten beim Problemlösen bemerkbar sind, kann es auch sinnvoll sein, sich mit der Technik des systematischen Problemlösens auseinanderzusetzen (**Tabelle 13**).

Grübelstopp

Bei Problemen oder Entscheidungen, die als aufschiebbar eingeschätzt werden und den Schlaf stören, eignen sich Grübel- oder Gedankenstopp-Techniken, die zur Ablenkung dienen sollen. Zum einen ist es mög-

Tabelle 13 : Systematisches Problemlösen

Genaue Beschreibung des Problems (dabei sollte der Fokus immer auf einem Problem liegen)
Langfristige und kurzfristige Ziele festlegen
Brainstorming: mögliche Lösungen sammeln ohne Bewertung der Realisierbarkeit und ihrer wahrscheinlichen Konsequenzen
Entscheidung für eine realisierbare, im Hinblick auf die angestrebten Ziele sinnvolle Lösung
Aufstellen konkreter Handlungsstrategien und -schritte zur Durchführung dieser Lösung
Ausführen des festgelegten Handlungsplans
Bewertung des Ergebnisses

aus: Backhaus et al. (1999) «Schlafstörungen»

lich, sich innerlich ein klares und deutliches «Stopp» zu setzen, um den Grübelkreislauf zu durchbrechen. Dieses Vorgehen sollte vor der Anwendung zur Verbesserung des Schlafs in Teilschritten geübt werden: Als erstes ist es wichtig, die Technik außerhalb des Betts tagsüber zu probieren. Sagen Sie sich dazu laut und deutlich ein klares «Stopp», wenn Sie bemerken, dass Sie in Ihren Gedanken gefangen sind. Das gesagte «Stopp» kann durch Klatschen in die Hände verstärkt werden. Erst wenn diese Technik tagsüber Wirksamkeit gezeigt hat, sollten Sie zu einem gedanklichen «Stopp» übergehen. Zur Anwendung im Bett ist dieser Schritt eine wichtige Voraussetzung. Nach dem Setzen des klaren Stopp-Signals sollte die Technik tagsüber mit einer positiven Aktivität oder einer anderen Art der Ablenkung verbunden werden. In der Nacht eignen sich dafür Fantasiereisen, Ruhebilder oder Entspannungsverfahren, die ebenfalls vorher geübt werden sollten.

6.4.3 Kognitive Umstrukturierung

Aufgrund des starken Einflusses unserer Gedanken auf unseren Schlaf ist es auch sinnvoll, neben den kurzfristig anwendbaren Techniken zur Unterbrechung von Grübelkreisläufen längerfristig wirksame Strategien einzusetzen, wie zum Beispiel die des kognitiven Umstrukturierens. Diese Technik kann am besten mithilfe eines Therapeuten erlernt werden, im Folgenden wird der Ablauf kurz dargestellt:

Der Prozess der kognitiven Umstrukturierung besteht aus den folgenden drei Schritten:

1. **Identifikation** der ungünstigen und störenden Gedanken: Da uns die häufig automatisch ablaufenden Gedanken meist nicht direkt bewusst sind, ist es im ersten Schritt wichtig, sie zu identifizieren. Zum einen kann das im Gespräch mit einem Therapeuten erfolgen, zum anderen ist es notwendig, die Gedanken in konkreten Situationen mithilfe von Protokollen festzuhalten. Dafür eignet sich vor allem das Schlafprotokoll oder -tagebuch, indem folgende Informationen erfasst werden: Schlafqualität und -länge, Einnahme von Schlafmitteln, Mittagsschlaf, Aktivitäten vor dem Zubettgehen, Wohlbefinden tagsüber, Konsum von koffeinhaltigen Lebensmitteln oder Getränken und die auftretenden Gedanken beim Einschlafen (siehe Anhang). Mit der Zeit wird es immer leichter werden, sich der Gedanken bewusst zu werden, und Sie werden merken, wie sehr das Verhalten durch die unbewusst ablaufenden Prozesse gesteuert wird.

2. **Überprüfung** der ungünstigen und störenden Gedanken: Im zweiten Schritt werden die zuvor identifizierten Gedanken im Gespräch mit dem Therapeuten auf ihren Realitätsgehalt überprüft. Dazu ist es zum einen möglich, sich mittels einer Zweispalten-Technik die Beweise für und gegen diesen Gedanken zu überlegen und so zu einer neuen Bewertung zu kommen. Zum anderen ist es wichtig, die Befürchtungen und Bewertungen mittels neuer Verhaltensweisen und den daraus folgenden Konsequenzen zu hinterfragen.

3. **Modifikation** der ungünstigen und störenden Gedanken: Im dritten Schritt sollen die überprüften Gedanken durch neue und realistische Gedanken ersetzt werden. Damit ist nicht gemeint, immer nur positive Gedanken zu finden, sondern sie sollten für einen selbst und auch durch objektive Beweise nachvollziehbar sein. Zu Beginn ist dafür viel Geduld und Aufmerksamkeit erforderlich, im Verlauf wird es immer besser gelingen, die realistischen Gedanken in den Alltag einzubauen. Dazu kann das Arbeitsblatt «Hilfreiche Gedanken über meinen Schlaf» verwendet werden (siehe Anhang).

Gedanken spielen bei Schlafstörungen eine wichtige Rolle und sollten daher auch in der Behandlung berücksichtigt werden. Hilfreich bei der Umsetzung der kognitiven Techniken ist der Einsatz von Entspannungs- und/oder Atemübungen beim Einschlafen, die im folgenden Kapitel dargestellt werden, um sich von den störenden Gedanken abzulenken.

Merke

Kognitive Techniken spielen in der Behandlung von Schlafstörungen neben anderen Maßnahmen eine bedeutende Rolle, um den Teufelskreis der ungünstigen Gedanken zu durchbrechen.

6.4.4 Neue Ansätze in der Psychotherapie: Dankbarkeitstraining zur Verbesserung des Schlafs

In der Psychotherapie fanden in den vergangenen Jahren zahlreiche religiöse beziehungsweise spirituelle Bezüge, wie die Konzepte der Achtsamkeit, der Akzeptanz oder der inneren Balance, zunehmend Beachtung. Mit einer weiteren altbekannten Tugend, der Dankbarkeit, hat sich in Deutschland unter anderem Dirk Lehr von der Leuphana Universität in Lüneburg intensiv beschäftigt. Er weist darauf hin, dass die Anzahl ernsthafter wissenschaftlicher Untersuchungen zum Thema «Dankbarkeit» (englisch: gratitude) seit einigen Jahren sprunghaft zunimmt. Es geht dabei zum Beispiel um Dankbarkeit in der Partnerschaft oder bei sozialer Unterstützung und betrifft das wichtige Thema der Ausgewogenheit von Geben und Nehmen in sozialen Beziehungen.

Die zunehmende Betonung positiver Emotionen wie der Dankbarkeit oder der Zufriedenheit werden dabei zu wichtigen Ressourcen und festen Bausteinen der Psychotherapie. Die Haltung der Dankbarkeit lenkt die Aufmerksamkeit auf die positiven Erlebnisse, anstelle des Grübelns über Zukunftssorgen oder Versäumnisse des Tages.

Studienergebnisse aus Kalifornien konnten eine deutliche Verbesserung der Schlafqualität und der Erholsamkeit des Schlafs bei Versuchspersonen feststellen, die sich jeden Abend vor dem Zubettgehen bewusst fünf Punkte, für die sie dankbar sein können, in Erinnerung gerufen hatten. Neben dieser kleinen einfachen Übung, die eine durchaus gewollte Ähnlichkeit mit dem Abendgebet hat, gibt es als Hilfsmittel gegen Sorgen das sogenannte Dankbarkeitstagebuch. Darin werden alle persönlichen Stärken vermerkt und es sollen mindestens drei positive Dinge aus dem eigenen Leben konkret benannt und positive Erinnerungen gesammelt werden. Es ist am besten, wenn Sie es einfach ausprobieren.

Merke

Dankbarkeit, Achtsamkeit und innere Balance sind neue ressourcenorientierte Behandlungsansätze in der modernen Psychotherapie, die sich auf religiös-spirituelle Erfahrungen beziehen.

6.5 Entspannungsverfahren

Neben den äußeren Faktoren, die den gesunden Schlaf beeinflussen, spielt die innere An- und Entspannung eine wichtige Rolle. Vor allem belastende Tageserlebnisse oder andere Alltagsprobleme können dazu führen, dass auch in der Nacht der Kopf und der Körper nicht zur Ruhe kommen, und das Ein- und Durchschlafen stören. Körperliche Anspannung kann aber auch durch Muskelverspannungen, schlechte Sitzposition oder Schmerzen verursacht werden, wobei neben Entspannungsübungen auch Massagen und andere physikalische Anwendungen Linderung bringen können.

Auch das Auftreten von Schlafstörungen selbst kann die Entspannungsfähigkeit vermindern. Die Betroffenen verlieren oft das Vertrauen in den Schlaf und versuchen daraufhin, den Schlaf mittels Willenskraft herbeizuführen, was zu einer inneren Anspannung und Wachheit führt. Die sich wiederholenden Misserfolgserlebnisse halten den Teufelskreis aus Anspannung und Schlafstörungen aufrecht.

Entspannung kann jedoch gelernt werden und wirkt sich neben der Verbesserung des Schlafs auch auf die allgemeine Stimmung und die Lebensqualität aus. Bei den Entspannungsverfahren spielen sowohl psychische als auch physiologische Faktoren eine Rolle. Wichtig ist das regelmäßige Üben und Ausprobieren der verschiedenen Möglichkeiten, um das individuell am besten passende Verfahren zu finden. Zu Beginn sollte überlegt werden, welches Entspannungsverfahren erlernt werden kann und es sollten Informationen eingeholt werden. Folgende Entspannungsverfahren werden unterschieden:

- Progressive Muskelentspannung nach Jacobson
- Autogenes Training

- Biofeedback
- Neurofeedback
- Yoga
- Meditation
- Qui Gong

Gerade die Progressive Muskelentspannung, die von Jacobson in den 1920er-Jahren für die Behandlung von Schlafstörungen entwickelt wurde, zeigt eine hohe Wirksamkeit und wird im Folgenden ausführlicher dargestellt.

6.5.1 Progressive Muskelentspannung

Die Progressive Muskelentspannung (kurz: PME) nach Jacobson ist ein auf die Muskeln abzielendes übendes Verfahren. Dabei werden in einer bestimmten Reihenfolge Muskelgruppen aktiv angespannt, um in der Folge eine tiefere Entspannung zu erreichen. Es wird dabei einmal gedanklich durch den ganzen Körper gegangen, um nacheinander einzelne Partien anzuspannen.

Regelmäßiges Üben stellt beim Erlernen von Entspannungsverfahren eine wichtige Voraussetzung für den Erfolg und die Wirksamkeit dar. Um die Motivation zu erhöhen, ist es sinnvoll, die täglichen Übungen zu einem festgelegten Zeitpunkt durchzuführen. Dazu sollten Sie sich täglich zirka 20 Minuten Zeit nehmen und sich einen möglichst ruhigen und ungestörten Ort suchen. In den ersten Wochen sollten die Übungen nicht im Bett durchgeführt werden, sondern erst einmal in einer anderen entspannten Situation. PME kann sowohl im Sitzen als auch im Liegen angewandt werden. Zur Verbesserung des Schlafs sollte PME wirklich beherrscht und im Liegen geübt werden. Ein Kurs oder eine angeleitete Gruppe kann für den Einstieg bzw. das Erlernen sinnvoll und hilfreich sein.

Zum Einstieg in die PME ist es sinnvoll, sich mithilfe einer gesprochenen Entspannungs-CD oder ähnlichem an das Prozedere zu gewöhnen: Damit fällt es auch leichter, die Phasen der An- und Entspannung einzuhalten und sich auf sich und seinen Körper zu konzentrieren. Eine Phase der Anspannung bestimmter Körperteile sollte zirka 5 bis 7 Sekunden dauern, während die Phase der Entspannung mit 15 bis 45 Sekunden länger ist, um eine tiefe Entspannung zu erreichen. Hilfreich ist es auch, die Augen zu schließen und nach den Anspannungsphasen noch einmal gedanklich durch den entspannten Körper zu wandern. Ziel nach einem erfolgreichen Üben sollte aber die Möglichkeit sein, PME auch ohne äußere Anleitung durchzuführen, um sich unabhängiger zu machen und die Technik auch zum Einschlafen anwenden zu können.

Tipps für die Durchführung:
· Die Entspannungsübungen sollten täglich wiederholt werden.
· Für die Übungen sollte ein ruhiger und ungestörter Ort aufgesucht werden.
· Es sollte ausreichend Zeit (etwa 30 Minuten) eingeplant werden.

Probleme bei der Durchführung:
Gerade zu Beginn treten sehr häufig störende Gedanken auf, die negative Auswirkungen auf die Entspannungsfähigkeit haben. Ähnlich wie beim Einschlafen setzen wir uns mit den ungünstigen Gedanken unter Druck, was die Anspannung erhöht. Der Einfluss der störenden Gedanken kann nach fortgeschrittenem Üben meist verringert werden. Sollte das nicht möglich sein, können Sie alternative Strategien im Umgang mit den Gedanken ausprobieren: Zum einen ist es möglich, sich vorzustellen, dass die Gedanken wie Wolken vorbeiziehen und Sie ihnen somit weniger Aufmerksamkeit schenken. Zum anderen können Sie die Gedanken vorher aufschreiben und ihnen damit ihre Macht entziehen.

Darüber hinaus kann es zu Beginn vorkommen, dass die körperliche Anspannung derart stark und intensiv eingesetzt wird, dass Schmerzen oder andere Missempfindungen die Folge sind. In der Folge sollten die Muskeln weniger stark angespannt werden.

Ein weiteres Problem bei der PME ist die Notwendigkeit des regelmäßigen Übens: Gerade zu Beginn treten häufig Misserfolgserlebnisse auf, die die Motivation und den Glauben an dieses Verfahren verringern, was zu einem Abbruch des Übens führen kann. Zudem kostet es die Betroffenen sehr viel Disziplin und Willensstärke, täglich etwa 30 Minuten die die PME aufzuwenden, was das regelmäßige Üben zusätzlich erschwert.

Wirksamkeit der PME:
Die PME hat sich in vielen Studien als das wirksamste Verfahren zur Behandlung und Verbesserung von Schlafstörungen erwiesen: Trotzdem zeigt diese Methode nur bei zirka 50 Prozent der Anwender eine deutliche Verbesserung der Schlafstörungen, was darauf hinweist, dass Entspan-

nungsverfahren mit anderen Behandlungsstrategien kombiniert werden sollten.

Die Wirkung der PME liegt nicht nur in der Verringerung der körperlichen Anspannung, sondern auch in der Durchbrechung der störenden Grübelkreisläufe und Gedanken. Dies kann auch ein Hinweis darauf sein, dass die Wirkung durch eine Kombination mit gedanklichen Entspannungsverfahren (zum Beispiel Ruhebildern oder Fantasiereisen) weiter gesteigert werden kann.

6.5.2 Autogenes Training

Autogenes Training ist eine Entspannungsmethode, die auf Autosuggestion beruht und mit einer «Selbsthypnose» vergleichbar ist. Dabei werden in der Grundstufe sechs aufeinanderfolgende Übungen durchgeführt, die durch einen Außenstehenden angeleitet werden. Innerlich vorgesprochene Sätze wie «Dein Arm wird schwer» sollen helfen, Wärme- und Schweregefühle im Körper herzustellen und Kontrolle über das vegetative Nervensystem (Herzschlag, Atmung und Durchblutung) zu bekommen, was zu einer tiefen Entspannung führt. Es ist sinnvoll, dieses Verfahren in einer angeleiteten Gruppe zu erlernen, um sich ganz auf die meditativen Sätze einlassen zu können, bevor Sie die Möglichkeit haben, den Entspannungszustand selbst einzuleiten.

Die Wirksamkeit des Autogenen Trainings zur Behandlung von Schlafstörungen ist jedoch umstritten: Zum einen fällt das Erlernen vielen Betroffenen deutlich schwerer als zum Beispiel das Erlernen der Progressiven Muskelentspannung, zum anderen kann es aufgrund der Suggestionen die Gedanken eher anregen, was bei Schlafstörungen zu einer Aufrechterhaltung des Teufelskreises aus Gedankenkreisen und Problemen beim Schlafen führen kann. Zudem fällt es einigen Menschen schwer, sich auf unwillkürliche Funktionen des Körpers zu konzentrieren, die über das vegetative Nervensystem gesteuert werden.

6.5.3 Biofeedback

Unter Biofeedback versteht man ein wissenschaftlich fundiertes Verfahren der Verhaltensmedizin. Mittels einer Rückmeldung sollen physiologische Prozesse wahrnehmbar und messbar gemacht werden. Beim Biofeedback werden den Anwendern Körpersignale über einen Computer mitgeteilt, sodass sie lernen, eigene Körperprozesse besser zu beeinflussen. Dazu wird der Betreffende mittels Elektroden an einen Bildschirm angeschlossen, der bestimmte Signale des Körpers rückmeldet: am häufigsten die Hautleitfähigkeit, die Muskelaktivität, die Atmung und den Herzschlag. Diese Signale werden sowohl unter Entspannungs- als auch unter Stressbedingungen abgeleitet, sodass der Einsatz von Entspannungstechniken individuell angepasst werden kann.

Gerade Belastungen und Stress im Alltag führen häufig zu Verspannungen und anderen körperlichen Folgen (zum Beispiel Herzbeschwerden), die für den Betroffenen nicht immer wahrnehmbar sind. Sie können zu Schmerzerkrankungen oder anderen Problemen führen, die Einfluss auf die Lebensqualität und den gesunden Schlaf haben.

Die Nachteile des Biofeedback liegen in der Erreichbarkeit: Die Nutzung ist nur in speziellen Kliniken oder ambulanten Praxen mit eigens dafür entwickelten Geräten möglich und nicht für jedermann zugänglich, was einen Vorteil der oben genannten Verfahren darstellt. Darüber hinaus gibt es auch tragbare Geräte für zu Hause, die aber nicht direkt zur Verbesserung des Einschlafens genutzt werden können, technisches Verständnis erfordern und teilweise sehr teuer sind.

6.5.4 Neurofeedback

Neurofeedback ist eine Spezialrichtung des Biofeedback, bei der anstelle der Muskelaktivität Gehirnstromkurven (EEG-Wellen) abgeleitet werden. Die dabei ermittelte Frequenzverteilung zeigt den derzeitigen Aufmerksamkeits- und Bewusstseinszustand an. Ähnlich wie beim Biofeedback kann in der Folge durch die Rückmeldung der Hirnstromkurven eine Verbesserung der Selbstregulation und -steuerung erreicht werden. Das Neurofeedback arbeitet dabei zusätzlich mit der Methode des operanten Konditionierens aus der Lerntheorie: Ziel ist es, positives und erwünschtes Verhalten durch Belohnungen zu verstärken und nicht erwünschtes Verhalten durch negative Konsequenzen zu verringern. Als Belohnung fungieren beim Neurofeedback akustische Signale, die auftreten, wenn die Hirnstromkurven mit denen einer gesunden Referenzgruppe vergleichbar sind. Bei Betroffenen mit Schlafstörungen zeigen die EEG-Wellen häufig eine kortikale Übererregung, also eine erhöhte Erregung im Gehirn.

Nachteilig ist auch beim Neurofeedback, dass es nur in speziellen Kliniken oder Praxen eingesetzt werden kann und daher nicht der breiten Öffentlichkeit zur Verfügung steht. Trotzdem ist es eine gute und wirksame Methode, eine bessere Steuerung über physiologische Prozesse zu erreichen und damit auch positiven Einfluss auf die eigene Entspannungsfähigkeit zu nehmen.

6.5.5 Yoga

Yoga ist eine indische philosophische Lehre, die aus verschiedenen körperlichen und geistigen Übungen besteht, um den Geist und den Körper in Einklang zu bringen. Im Gesamten ist Yoga eher eine Lebenseinstellung, als eine reine Methode zur Verbesserung der Entspannungsfähigkeit: Ziel eines Lebens nach der ganzheitlichen Lehre ist es, allgemeine Gelassenheit, Ruhe und Selbstsicherheit zu fördern. Dies kann zu einer ausgeglichenen Lebensweise und damit zur Verbesserung der Entspannung sowohl am Tag als auch in der Nacht führen. Es werden verschiedene Formen des Yoga unterschieden, wobei man in Europa damit hauptsächlich die körperlichen Übungen der Asanas verbindet. Zur Förderung der Entspannung und damit auch zur Verbesserung des Schlafs haben sich unter anderem zwei Übungen als hilfreich erwiesen: der «Fisch» und das meditative Atmen. Beim sogenannten Fisch legen Sie sich flach mit dem Rücken auf den Boden, schieben beide Arme so weit wie möglich unter den Körper und strecken den Brustkorb nach oben. Die Beine bleiben dabei entspannt und ausgestreckt. Zum meditativen Atmen eignet sich dagegen der normale «Schneidersitz» mit einer Überkreuzung der Beine. Die Hände liegen locker auf den Knien und die Augen sind geschlossen. Mit der Aufmerksamkeit sollte man der Atmung folgen und sich ganz auf die dabei entstehenden Bewegungen des Körpers konzentrieren. Yoga lernt man am besten unter Anleitung in einem Kurs.

6.5.6 Meditation

Ziel der Meditation ist es, mittels Achtsamkeits- und Konzentrationsübungen den Geist zu beruhigen und damit von belastenden Gedanken loszukommen. Meditationstechniken können in zwei Gruppen eingeteilt werden: Bei der passiven Meditation versucht man im Sitzen den Geist zu entspannen und zur Ruhe zu kommen, während zur aktiven Meditation auch körperliche Bewegung, achtsames Handeln und Meditationsgesang gehören. Zusätzlich zu dieser groben Einteilung werden weitere Unterformen unterschieden: Achtsamkeitsmeditation, Konzentrationsmeditation,

Stille- oder Ruhemeditation und transzendentale Meditation. Alle diese Formen haben eines gemeinsam: unser Handeln und unser Fühlen zu intensivieren und mehr im «Hier und Jetzt» zu bleiben.

Meditation kann ebenfalls in einem speziellen Kurs unter Anleitung erlernt werden. Es gilt jedoch: Auch jede alltägliche Aufgabe eignet sich dafür, das Hier und Jetzt bewusster wahrzunehmen und achtsam mit sich und seinen Gedanken und Gefühlen umzugehen. So können Sie den nächsten Spaziergang genauso zum Üben nutzen wie Zähne putzen oder Bügeln. Wichtig dabei ist es, sich ganz auf die Tätigkeit zu konzentrieren und ihr zu folgen. Begegnen Sie sich auch in negativen oder schwierigen Situationen mit einem Lächeln und merken Sie, wie Sie dadurch den Tag entspannter und ausgeglichener leben können. Diese neue Gelassenheit kann positive Auswirkungen auf unseren Schlaf haben und zudem die Kontrolle über negative und störende Gedankenkreisläufe erhöhen.

6.5.7 Qui Gong und Tai Chi

Qui Gong ist eine chinesische Meditations-, Konzentrations- und Bewegungsform zur Entspannung von Körper und Geist, in die auch Kampfkunst-Übungen einfließen. Unter Qui verstehen die Chinesen die Lebensenergie, die durch die Übungen beim Qui Gong beeinflusst werden soll. Tai Chi kommt ebenfalls aus China und leitet sich aus den Übungen des Qui Gong ab: Während es beim Qui Gong aber eher auf bestimmte Atemtechniken ankommt, versucht Tai Chi mehr den Menschen in seiner Gesamtheit einzubeziehen.

Beide Techniken sollten in einem Kurs unter Anleitung erlernt werden und können bei regelmäßiger Anwendung die körperliche und geistige Entspannung fördern, was sich positiv auf die Verbesserung des Schlafs auswirken kann.

Neben den oben genannten Verfahren helfen vielen Menschen auch einfache Atemübungen oder Strategien, sich von den eigenen störenden Gedanken abzulenken. So kann man beim Ein- und Ausatmen jeweils bis 10 zählen oder sich immer wieder den Atemrhythmus innerlich vorsagen: «Ein», «Aus», «Ein», «Aus». Wichtig dabei ist es, sich nicht ablenken zu lassen, wenn die Gedanken zu anderen Themen springen. Im Sinne einer achtsamen Grundhaltung sollte auch das beobachtet und wahrgenommen werden, um dann zum Atemrhythmus zurückzukehren.

Auch entspannende Musik im Hintergrund kann das Einschlafen erleichtern und von Gedanken ablenken: Nützlich ist dabei ein Gerät, das sich nach einiger Zeit selbst abschaltet, um den Schlaf in der Nacht nicht zu stören.

Merke

Entspannung des Körpers und des Geistes sind wichtige Voraussetzungen für einen gesunden Schlaf. Bei Schlafstörungen hat sich vor allem die Progressive Muskelentspannung nach Jacobson als hilfreiches Entspannungsverfahren etabliert. Trotzdem gilt jede Art, die Entspannungsfähigkeit zu verbessern, als hilfreich, um zu einem gesunden Schlaf zu finden. Regelmäßiges Üben ist eine Voraussetzung für die Wirksamkeit der Entspannungsverfahren.

6.6 Ruhebilder und Fantasiereisen

Wer unter Schlafstörungen leidet, hat häufig nicht nur Probleme bei der körperlichen, sondern nicht selten auch bei der geistigen und gedanklichen Entspannung. Gerade im Bett versuchen wir häufig, ungelöste Probleme zu wälzen und zu Lösungen zu kommen, oder sind mit Sorgen aus dem Alltag beschäftigt. Zudem nutzen viele die ruhigen Minuten vor dem Einschlafen, um den nächsten Tag zu planen oder sich zu überlegen, was sie am vergangenen Tag nicht geschafft haben. Gerade diese Gedanken führen aber häufig zu Problemen beim Einschlafen: Unser Geist ist wach!

Ruhebilder und Fantasiereisen können Abhilfe schaffen: Unter **Fantasiereisen** versteht man gelenkte Tagträume, die bewusst zur Entspannung sowie zur Lernförderung eingesetzt werden können. Besonders hilfreich werden Fantasiereisen erlebt, die an einen Ort führen, an dem man sich wohlfühlt.

Diesen Ort können Sie sich in Ihrer Fantasie in jedem Detail so ausmalen, dass er am besten zu Ihnen passt und mit positiven Gefühlen einhergeht. Dabei ist es wichtig, alle Sinne mit einzubeziehen und sich genau auszumalen, was gesehen, gefühlt, gehört, geschmeckt und gerochen werden kann. Als Erleichterung ist es möglich, sich an schöne Erlebnisse oder Urlaube zu erinnern. Eine weitere Möglichkeit, eine Fantasiereise zu machen, besteht darin, sich diese auf einer CD oder Audio-Datei vorsprechen zu lassen: Der Vorteil ist, dass Sie sich nicht kognitiv mit den Inhalten auseinandersetzen müssen, sondern sich einfach auf die Reise mitnehmen lassen können. Bei Schlafstörungen eingesetzt, sollte sich das Abspielgerät aber nach einiger Zeit von selbst abstellen, um den Schlaf im Anschluss nicht zu stören.

Im Anhang finden Sie die ausführliche Anleitung zur Fantasiereise «Zur Nacht» und als weiteres bewährtes Beispiel die Anleitung zu «Der Baum». Die Anleitung muss nicht unbedingt durch einen Therapeuten geleistet werden. Inzwischen gibt es eine breiten Markt an Hörspiel-CDs und -dateien, die man sich in Ruhe zu Hause anhören kann. Wichtig ist auch hier, wie bei allen Entspannungsverfahren, das regelmäßige Training dieser Fantasiereisen.

Für einige Betroffene mit Schlafstörungen stellt das Erzählen oder der Gedanke an eine Fantasiereise eher eine kognitive Anstrengung und Anspannung dar, sodass auch auf **Ruhebilder** zurückgegriffen werden kann. Unter Ruhebildern versteht man einzelne Bilder in der eigenen Vorstellung, die mit Ruhe und Entspannung assoziiert werden. Hilfreich kann es auch sein, sich solche Ruhebilder als Bilder im Schlafzimmer aufzuhängen, um Anregungen zu bekommen. Ein Ruhebild wird dabei anders als eine Fantasiereise als passiver Beobachter betrachtet und man stellt sich dazu vor, wie die Umgebung riecht, schmeckt und was zu hören ist.

Vielen Menschen fällt es zu Beginn leichter, ein Ruhebild zu imaginieren, als sich eine Fantasiereise zu überlegen, sodass ein Ruhebild als möglicher Einstieg in die gedankliche Entspannung zu empfehlen ist. Die Vorstellung eines Ruhebildes oder einer Fantasiereise sollte zunächst tagsüber geübt werden, bevor es zur Verbesserung von Schlafstörungen zum Einschlafen eingesetzt werden kann. Ähnlich wie bei der körperlichen Entspannung ist auch hier ein regelmäßiges Üben notwendig. Um die Logik beim Einsatz eines Ruhebildes oder einer Fantasiereise besser verstehen zu können, ist es hilfreich, sich noch einmal den Zusammenhang zwischen Gedanken und Gefühlen zu verdeutlichen (s. Kognitive Techniken).

Tipps bei der Anwendung von Ruhebildern oder Fantasiereisen:
- Die Vorstellung sollte mit angenehmen Gefühlen verbunden sein.
- Keine hektischen oder aktiven Inhalte imaginieren.
- Zum Einüben der Ruhebilder oder Fantasiereisen sollten Sie sich einen ruhigen und ungestörten Ort suchen.
- Zu Beginn die Ruhebilder und Fantasiereisen tagsüber einüben.

Merke

Fantasiereisen und Ruhebilder können dabei helfen, geistig zu entspannen und abzuschalten (Beispiele siehe Anhang).

6.7 Verkürzung der Schlafdauer

Unter Schlafrestriktion oder Schlafbeschränkung versteht man, die im Bett verbrachte Zeit bewusst zu verkürzen, um in der Folge den Schlaf wieder wirkungsvoller und tiefer werden zu lassen. Bei dieser Form der nichtmedikamentösen Therapie wird davon ausgegangen, dass durch die bewusste Verkürzung des Schlafs schlaffördernde Effekte angestoßen werden, was sich als wirksam erwiesen hat. Bei gesunden Schläfern konnte beobachtet werden, dass diese nach einer Zeit mit geringerer Schlafdauer schneller einschlafen, einen tieferen Schlaf haben und seltener nachts aufwachen, was die Grundlage dieser Methode darstellt. Langfristig soll durch die Begrenzung der Liegezeit der Schlafdruck erhöht werden, wodurch angestrengte Einschlafversuche unterbunden werden können. Diese Therapieform sollte unter Anleitung eines Arztes oder Psychologen durchgeführt werden, da durch den Schlafentzug zuerst negative Auswirkungen auftreten können: Zumeist nehmen in der ersten Zeit als Nebenwirkung die Erschöpfung und die Tagesmüdigkeit zu, was sich auch negativ auf die Motivation auswirken kann.

6.7.1 Vorgehen bei der Schlafrestriktion

Menschen mit Schlafstörungen bleiben häufig länger im Bett, als erforderlich wäre, um mehr Schlaf zu bekommen und die damit einhergehenden negativen Auswirkungen zu minimieren. In der Schlafrestriktionstherapie wird dieser Umstand genutzt: Im ersten Schritt ist es wichtig, über einen Zeitraum von zirka zwei Wochen mithilfe eines Schlaftagebuchs die Einschlafzeit, die Aufwachfrequenz und die Gesamtschlafdauer einzuschätzen. Im Anschluss kann die **Schlafeffizienz** errechnet werden: Schlafeffizienz = Prozent-Anteil der geschlafenen Zeit an der gesamten Bettzeit: Schlafdauer geteilt durch Bettzeit mal 100.

Die Betroffenen werden anschließend dazu angehalten, in den folgenden Nächten nur solange im Bett zu bleiben, wie aus den vorherigen Nächten die eigentliche Schlafdauer mittels der Formel eingeschätzt wurde, mindestens jedoch viereinhalb Stunden. Tagesschlaf ist während dieser Zeit nicht erlaubt. Wird die derzeitige Schlafdauer zum Beispiel auf sechs Stunden berechnet und die momentane Bettzeit mit 9 Stunden angegeben, muss die Bettzeit um drei Stunden verkürzt werden: In der Folge darf der Betroffene anstatt bisher von 22.00 Uhr bis 7.00 Uhr nur noch von 23.00 Uhr bis 5.00 Uhr oder von 24.00 Uhr bis 6.00 Uhr im Bett bleiben. In der Folge wird überprüft, wie effizient die neue Bettzeit genutzt wird: Hat der Betroffene das Gefühl, die Bettzeit zu mehr als 85 Prozent auch als Schlafzeit zu nutzen, kann er in der Folge die Bettzeit um 15 Minuten erhöhen, während jemand der die Bettzeit nur zu weniger als 85 Prozent zum Schlafen verwendet, diese um 15 Minuten verringern soll. Die Verringerung der Bettzeit sollte aber nicht innerhalb der ersten zehn Tage erfolgen, damit sich der Körper an die neue Situation anpassen kann. Dieses Vorgehen wird solange weitergeführt, bis eine gute Schlafzeit erreicht werden konnte.

Tipps für die Anwendung der Schlafrestriktion:
- Vor Beginn genaue Informationen und eine Beratung bei Arzt oder Psychologen einholen
- Schlaftagebuch in den ersten zwei Wochen täglich zur selben Uhrzeit führen
- Während der Durchführung der Schlafrestriktion Gespräche mit Arzt oder Psychologen einplanen
- Angenehme Aktivitäten für die neue gewonnene Zeit einplanen

6.7.2 Probleme bei der Schlafrestriktion

Schlafrestriktion sollte nur unter Anleitung eines Arztes oder Psychologen durchgeführt werden, was die Anwendbarkeit gegenüber anderen vorgestellten Methoden einschränkt. Zu Beginn treten bei diesem Verfahren häufig als Nebenwirkungen Schlafdefizite und erhöhte Tagesmüdigkeit auf, was bei den meisten eben die Gründe sind, eine Therapie zu suchen. Dies hat negative Auswirkungen auf die Motivation und führt zu einer hohen Abbruchquote. Daher ist es sinnvoll, sich sehr genau über das Vorgehen zu informieren und auch während der Durchführung in ständigem Kontakt zu Arzt oder Therapeuten zu bleiben.

Darüber hinaus ist es wichtig, sich zu überlegen, wie die dabei entstehende Freizeit genutzt werden kann. Diese sollte möglichst für angenehme und als positiv erlebte Aktivitäten genutzt werden, die mit dem Arzt oder Therapeuten vorbesprochen werden sollen. Die Zeit sollte wenn möglich nicht für Aufgaben aufgewendet werden, die als unangenehm erlebt werden, da dies neben der erhöhten Müdigkeit als zusätzlich negativ bewertet werden kann und damit die Erfolgsaussichten mindert.

Merke

Unter Schlafrestriktion versteht man die bewusste Verkürzung des Schlafs, um in der Folge schlaffördernde Effekte anzustoßen und den Schlaf zu verbessern.

6.8 Therapie von Albträumen

In den USA wurde vor über zwanzig Jahren von Barry Krakow ein Verfahren entwickelt, mit dem die Inhalte von Albträumen systematisch verändert und entlastet werden können: die **Imagery Rehearsal Therapy** (IRT). Mit Unterstützung dieses Verfahrens wird Patienten, die unter hartnäckigen Albträumen leiden, ermöglicht, ihre Träume bewusst zu erinnern und dann positiv unter Anleitung zu verändern, um ihnen den Schrecken zu nehmen. Dieses Verfahren wird in den USA unter anderem auch als ergänzende Therapie bei traumatisierten Irak- und Afghanistan-Soldaten eingesetzt.

In einem ersten Schritt der Therapie werden die Patienten gebeten, zwei bis drei Wochen lang ihre Träume systematisch aufschreiben. Dazu führen sie ein sogenanntes Traumtagebuch, in dem sie sofort nach dem Aufwachen alles aufschreiben, was ihnen von ihrem Traum in Erinnerung geblieben ist.

Neben der Vermittlung von Entspannungstechniken wie zum Beispiel Autogenem Training, Progressiver Muskelentspannung oder Atemtherapie werden die Patienten systematisch angeleitet, Imaginationstraining mit positiv besetzten Bildern zu erlernen. Bei der konkreten Arbeit an den Inhalten wird üblicherweise mit einem Albtraum begonnen, der ein mittleres Angstniveau erreicht. Nach der Zusammenfassung des Inhalts werden unter Anleitung des Therapeuten systematisch positive Veränderungen der am stärksten belastenden Situationen und Elemente durchgeführt. Das neue Traumskript wird vorgelesen und der Patient überprüft dabei seine Empfindungen – insbesondere seine negativen Eindrücke.

Die Imagination wird erst dann beendet, wenn in der veränderten Variante nichts Belastendes mehr auftaucht. Diese Endfassung schreibt der Patient auf und übt mit ihr regelmäßig nach einer kurzen Entspannungsübung die Traumreise. Wichtig ist, täglich diesen positiven Traum zu üben und ihn so bildreich und genau wie möglich durchzugehen und sich vorzustellen. Für viele Patienten ist es beeindruckend, dass der alte Albtraum dann oft komplett verschwindet. Wichtig für die Betroffenen ist aber auch, dass sie nicht mehr so sehr in ihrem Grübelmodus feststecken und sich ohnmächtig in der Albtraumsituation erleben. Dabei scheint der neu erstellte Traum den alten nicht einfach zu überschreiben, wie auf einer Festplatte, sondern durch die Übungen und neuen Trauminhalte scheint die alte Traumgeschichte angereichert und dadurch verändert zu werden. Durch die intensiven regelmäßigen Imaginationen wird quasi ein neuer Traumpfad im Gehirn angelegt. Bei der Bearbeitung der Trauminhalte werden allerdings auch oft andere emotionale Inhalte wie versteckte Trauer oder Wut zutage gefördert, die dann mit den klassischen psychotherapeutischen Mitteln bearbeitet und behandelt werden können und müssen.

Merke

Eine psychotherapeutische Herausforderung stellt die Behandlung von Albträumen dar, die häufig in Verbindung mit Traumata auftreten. Mit der Methode des IRT soll Patienten die Möglichkeit zum «Überschreiben» der negativen Erinnerung unter therapeutischer Anleitung gegeben werden. Die Anwendung dieser Methode gehört in die Verantwortung entsprechend geschulter und speizialisierter Psychotherapeuten oder Kliniken.

7. Therapie von Schlafstörungen bei Säuglingen, Kindern und Jugendlichen

7.1 Schlafhygiene für Babys

Die nachfolgenden Schlafempfehlungen sind auch eine Möglichkeit, das Risiko des plötzlichen Kindstodes zu verringern. Als wichtigster Umgebungsfaktor ist darauf zu achten, dass im Schlafzimmer des Kindes nicht geraucht wird.

Legen Sie Ihr Baby möglichst in sein eigenes Bettchen und dabei auf den Rücken. Der Kopf des Kindes sollte durch das Bettzeug nicht bedeckt werden. Es ist daher ratsamer, Schlafsäcke statt Bettdecken zu verwenden oder Bettdecken am Fußende des Betts fest unter die Matratze zu schlagen. Das Kind sollte nur bis zur Brust zugedeckt sein, Babys benötigen zudem kein Kopfkissen. Achten Sie darauf, dass die Raumtemperatur je nach Jahreszeit zwischen 16 und 18 Grad Celsius liegt, eine leichte Bekleidung mit einem Body bzw. einem Schlafanzug ist üblicherweise ausreichend, im Sommer können Sie auch eine leichtere Baumwolldecke verwenden. Auf dicke Bettdecken oder Felle im Babybett sollten Sie ebenso verzichten wie auf Wärmflaschen oder Heizkissen. Sie sollten keine Schnüre oder Bänder in Reichweite Ihres Kindes aufhängen und ebenso auf Halskettchen, Ohrringe und Ähnliches verzichten. Geben Sie Ihrem Kind auch nur ein kleines Schmuse- oder Kuscheltier mit ins Bett.

7.2 Schlafhygiene bei Kindern und Jugendlichen

Viele Schlafprobleme lassen sich mit etwas Geduld und vor allen Dingen entsprechender Konsequenz gut auflösen. Wichtig dabei ist die Beachtung eines strukturierten Tagesablaufes, vor allen Dingen mit der Festlegung von regelmäßigen Schlafenszeiten und verbunden mit Einschlafritualen und sogenannte Bettroutinen.

Achten Sie auch darauf, dass das Zubettgehen und Schlafengehen niemals mit Strafe belegt oder negativ assoziiert wird. Das Bett sollte sowohl für Kinder wie auch für Erwachsene ein Ort der Entspannung und Erholung sein und mit positiven Einstellungen verbunden werden. Das heißt, im Bett sind Musikhören oder Bilderbücher ansehen und lesen erlaubt, Dinge, die dem Kind sozusagen Spaß bereiten und eine positive Einstellung unterstützen. Der Umgang mit dem Zubettgehen sollte möglichst spielerisch und entspannt sein.

Achten Sie darauf, dass die Temperatur im Schlafzimmer im Durchschnitt 16 Grad Celsius nicht überschreitet. Die Schlafbekleidung sollte dabei aus Baumwolle bestehen, Abendmahlzeiten dürfen nicht zu reichlich ausfallen, kohlensäurehaltige Getränke können zu Blähungen führen, besser ist ein entspannender und beruhigender Tee. In Heizungszeiten achten Sie bitte auch auf eine ausreichende Luftfeuchtigkeit im Raum. Dies können Sie zum Beispiel problemlos durch angefeuchtete Handtücher, die auf die Heizung gelegt werden, erreichen.

Kinder, die am Tag ausreichende Aktivität und Bewegung idealerweise an frischer Luft bekommen haben, tun sich erfahrungsgemäß mit dem Einschlafen deutlich leichter als viele Kinder und Jugendliche, die heutzutage eine, zwei oder mehr Stunden pro Tag vor dem Fernseher, an der Spielkonsole oder am Computer verbringen.

Mit allen Kindern sollte man im Rahmen der Zubettgehroutine den vergangenen Tag noch einmal Revue passieren lassen, klären, ob es noch irgendwelche belastenden Gedanken oder Ängste gibt. Kleine Gesten mit körperlicher Berührung wie In-den-Arm-nehmen oder kleine Hinweise auf das Erfreuliche des nächsten Tages können helfen, das Kind zu entspannen.

Welche Möglichkeiten haben Sie nun als Eltern, Ihrem Kind beim Einschlafen behilflich zu sein? Sie können die Tür einen kleinen Spalt offenstehen lassen, Sie können dem Kind zur Beruhigung ein Stofftier ins Bett legen, Sie können ein kleines Licht brennen lassen, oder Sie können Aktivitäten, die das Kind akustisch wahrnehmen kann, im Nachbarzimmer verrichten, wie Bügeln, ggf. Staubsaugen oder ähnliches. Kindern, die stärkere Angst vor der Dunkelheit haben, kann man eine kleine Nachtlampe im Zimmer lassen.

Typisch ist für Kinder auch, dass sie in Bezug auf ihre Gesamtschlafzeit deutlich mehr träumen als Erwachsene, dabei werden viele im Alltag unverarbeitete Eindrücke in den Träumen lebendig und können sich bis hin zu regelmäßigen Albträumen entwickeln. Spenden Sie ihrem Kind in solchen Situationen Trost und beruhigen es oder versuchen Sie, die Monster und Gespenster durch kleine Aktivitäten aus dem Zimmer zu jagen. Meist verschwinden all diese Ängste und Albträume auch wieder so schnell, wie sie gekommen sind. Hartnäckige Schlafprobleme im Kindesalter verweisen daher oft auf andere zugrundeliegende Probleme. Deshalb sollte nach gegebener Zeit und Dauer auf jeden Fall ein Kinderarzt hinzugezogen werden.

7.3 Therapie der Schlafstörung bei Kindern und Jugendlichen

Etwa ab dem 6./7. Lebensmonat finden Kinder langsam zu einem stabileren Rhythmus im Wechsel zwischen Wachsein und Schlafen. Idealerweise mit Hilfe eines allabendlichen Einschlafrituals gelingt es ihnen immer besser, sich selbst zu beruhigen und gut in den Schlaf zu finden. Dies sollte ihnen auch im Säuglingsalter nach den wiederholten kurzen Aufwachzeiten, die durch Hunger oder auch durch Unwohlsein, zum Beispiel durch Aufdecken oder eine volle Windel verursacht sein können, möglich werden.

Für das Kind ist es manchmal sehr schwer, gerade in den ersten Lebensmonaten einen stabilen Rhythmus zwischen Tag und Nacht, zwischen Wach und Schlaf zu finden, wenn bereits im gesamten Tagesverlauf keine klare Struktur und keine klaren Routinen stattfinden. Oft haben sich zudem auch keine regelmäßigen Essenszeiten eingespielt, und ein Kind, das nachts öfter wach ist und dem das Einschlafen schwerfällt, ist dann oft tagsüber auffällig müde. Diese rhythmusbedingten Schlafstörungen können daher sehr hartnäckig sein und bedingen als Therapie eine konsequente Einhaltung fester Schlafensgehzeiten und Schlaf-Bett-Routinen. Erster Schritt ist, den gesamten Tagesablauf mit festen Essens- und Schlafensgehzeiten klar zu strukturieren sowie geregelte und gleichbleibende allabendliche Einschlafrituale durchzuführen, um das Kind zur Ruhe zu bringen.

Ungünstig ist aber zum Beispiel auch, wenn ein Kind bereits sehr daran gewöhnt ist, bis zum Einschlafen herumgetragen oder gefahren zu werden. Solche ungünstigen Gewohnheiten machen es dem Kind dann auch nachts beim Erwachen schwer, wieder allein in den Schlaf zu finden, ohne solche Einschlafhilfen einzufordern.

Auch wenn das Kind als Baby einen guten und stabilen Nachtschlaf aufgewiesen hat, kann es aufgrund verschiedener Entwicklungssprünge und -schritte zu meist vorübergehenden Problemen mit dem Nachtschlaf und der Nachtruhe kommen. Meist sind die Auslöser dafür bestimmte Entwicklungsschritte wie das Erlernen des Laufens oder die ansatzweise größere Loslösung von den wichtigen Bezugspersonen, Übergänge in Kinderkrippen oder Kindergärten etc. All dies kann typische kindliche Ängste verbunden mit Problemen des Ein- und Durchschlafens auslösen. Aufgefangen werden können diese Befürchtungen und Trennungsängste durch die Eltern durch entsprechende Zuwendung und Vermittlung von Geborgenheitsgefühlen.

Dementsprechend können natürlich auch körperliche Erkrankungen wie akute Entzündungen, Schmerzen bei den typischen Kindererkrankungen, Mittelohrentzündungen oder Allergien häufig Auslöser für einen unruhigen und nicht erholsamen Schlaf sein. Es ist gut nachvollziehbar, dass körperliche oder auch seelische Handicaps wie Allergien, Atemwegserkrankungen, Einschränkungen der körperlichen Beweglichkeit durch Muskelerkrankungen oder auch Krampfanfallsleiden ebenfalls den Schlaf massiv beeinträchtigen können.

Für kleine Kinder gilt, dass der Abschied in die Nacht auch eine partielle Loslösung und Trennung sowie Verabschiedung von den Eltern ist, was bei kleineren Kindern im Rahmen der psychischen Entwicklung durchaus normal sein kann. Größere Kinder haben dagegen öfter das Gefühl etwas zu verpassen, wenn sie ins Bett müssen, oder es wird ihnen langweilig, wenn sie noch nicht ausreichend müde sind. Kinder schlafen üblicherweise erst dann ein, wenn sie quasi vom Schlaf überwältigt werden.

Das Gefühl des Getrenntseins von den Eltern, das Angst auslöst, ist ein typisches Einschlafproblem, das sich häufig im dritten und vierten Lebensjahr zeigt. Dies kann zudem stärker bei Einzelkindern auftreten als in größeren Familien.

Jedes fünfte Vorschulkind zeigt gravierende Schlafprobleme, und mehr als die Hälfte aller Kleinkinder hat zumindest vorübergehend Schlafschwierigkeiten. Fast alle Kinder haben irgendwann im Verlauf ihrer Kindheit einmal Probleme mit dem Einschlafen. Dies geht meist zurück auf erhebliche Aufregung oder Unruhe verbunden mit Ängstlichkeit am Tag zuvor oder mit der Erwartungsangst vor aufregenden Erlebnissen, die am folgenden Tag auf sie warten. Manchmal ist es aber auch nur ganz banal, dass den Kindern heute oft ausreichende körperliche Aktivität und Bewegung fehlt oder sie einen Mittagsschlaf, den sie gar nicht benötigen, durchführen. Manchmal kann es aber auch Vorfreude sein, zum Beispiel auf einen Urlaub oder einen Besuch, der die Einschlafbereitschaft stört.

Denken Sie auch daran, dass äußere Faktoren häufig Ursache für gestörten Schlaf sind. Dies kann Verkehrslärm sein, zu hoher Lichteinfall, zu hohe oder zu niedrige Zimmertemperatur, aber auch aufputschende Getränke oder schwere Mahlzeiten am Abend; diese können in jedem Alter den Schlaf nachhaltig stören. Für Kinder sind ein unangemessener Fernsehkonsum und Computer- oder Videospiele mit aufregenden Spielangeboten vor dem Zubettgehen zu vermeiden.

Solche Veränderungen in der Lebenssituation, die zum Beispiel durch die Geburt eines Geschwisterkindes, Umzüge und natürlich Trennungssituationen ausgelöst werden können, aber auch durch körperliche oder seelische Erkrankung der Eltern bedingt sein können, gehen fast regelhaft mit erheblichen Störungen des Schlafs bei Kindern einher. Mit dem Übergang der Kinder in die Schule treten Ein- und Durchschlafstörungen vor allen Dingen im Rahmen von Überforderungssituationen oder auch sozialer Ablehnung durch Klassenkameraden bzw. schwieriger Lehrer-Kind-Interaktionen ebenfalls fast regelhaft auf. In all diesen lebensverändernden Umfeldern sind die auftretenden Schlafstörungen Ausdruck der Überforderung und seelischen Belastung der Kinder.

Wenn die Kinder am Tag mit verschiedenen Reizen überflutet werden und aufgrund welcher Ereignisse auch immer diese Aufregung auch in den Abend und die Nacht hinein anhält, können sie nachvollziehbar abends erhebliche Schwierigkeiten haben, zur Ruhe zu kommen. Auch hier ist die richtige Balance zwischen Anregung am Tag und Vermeidung von zuviel Aufregung und Unsicherheit vor allem kurz vor dem Schlafengehen wichtig für Eltern und Kinder.

Im Übergangsalter zur Jugendzeit verändern sich die Schlafens- und Wachzeiten erneut erheblich. Viele Jugendliche nutzen gerade auch die Wochenenden und ihre Auseinandersetzung mit den Eltern dazu, den Nachtschlaf möglichst zu reduzieren oder auf den Vormittag beziehungsweise Mittag zu verlegen. Die entsprechende Müdigkeit, die dann auch in der Schulwoche deutlich wird, führt bei nicht wenigen Schülern und Jugendlichen zu erheblichen Schlafdefiziten, die durch teilweise sehr früh beginnende Unterrichtszeiten noch verstärkt werden. Es ist bekannt, dass viele Jugendliche unter chronischem Schlafmangel leiden mit den entsprechenden negativen Folgen; bedingt durch Konzentrationsmangel sinken dementsprechend auch die schulischen Leistungen und steigt der innerfamiliäre Stress ob dieser Negativentwicklung.

Zum Schluss: Aus vielen Eltern- und Familiengesprächen ist bekannt, dass Eltern ihre Kinder, die Probleme mit dem Schlafen haben, oftmals zur gegenseitigen Entlastung mit ins Elternbett nehmen. Viele gerade der kleinen Kinder schlafen dann am liebsten im Elternbett. Oftmals nehmen die Eltern das hin, sind sich teilweise aber nicht einig in dieser Maßnahme, schämen sich unter Umständen dafür, da sie durchaus ein Gefühl dafür haben, dass das eigentlich nicht richtig ist. Es gibt aber auch Eltern, die diese Situation genießen können und sehr gemütlich finden. Üblicherweise beschließen irgendwann im Verlauf der persönlichen Entwicklung die Kinder freiwillig und selbstständig, in ihr eigenes Bett zurückzukehren.

Merke

Die Behandlung von Schlafstörungen bei Babys, Kindern und Jugendlichen setzt neben den bewährten verhaltenstherapeutischen Techniken wie der Stimuluskontrolle ein erhebliches Maß an Konsequenz und Kontrolle durch die Eltern voraus (Medienkonsum). Daher müssen die wichtigsten Bezugspersonen immer mit in die Therapie einbezogen werden (familientherapeutischer Ansatz).

8. Einsatz von Schlafmedikamenten

Bei anhaltenden Schlafstörungen gibt es zahlreiche wirksame Behandlungsmöglichkeiten. In den meisten Fällen ist es möglich, auch ohne Medikamente wieder zu einem besseren Schlaf zu finden. Viele Schlafprobleme lassen sich allein dadurch vermeiden, dass konsequent Grundregeln für einen guten Schlaf, die sogenannten schlafhygienischen Regeln (siehe Kapitel 6.2) eingehalten werden. Die meisten Menschen mit chronischen Schlafstörungen, bei denen sich typische schlafstörende Verhaltensweisen gezeigt haben, haben uns über eine Verbesserung ihres Schlafs berichtet, wenn sie sich 14 Tage lang an die Schlafregeln gehalten haben.

In hartnäckigen Fällen kann dennoch der Einsatz eines Medikaments unvermeidlich sein, sodass der Arzt die Gabe von Medikamenten zur Verbesserung des Schlafs empfehlen wird. Der Einsatz von schlaffördernden Medikamenten gehört dabei in die Hand eines erfahrenen Arztes. Leider wird immer noch in sehr vielen Fällen mit der Verordnung von Schlafmitteln sehr unkritisch umgegangen. Unser Buch soll daher zur Aufklärung und Information beitragen und Ärzte und Patienten gleichermaßen zu verantwortungsvoller Verordnung beziehungsweise Einnahme ermutigen.

8.1 Wann sind Medikamente bei Schlafstörungen sinnvoll?

Grundsätzlich sollten Medikamente zur Verbesserung des Schlafs nur dann eingesetzt werden, wenn alle übrigen Maßnahmen ausgeschöpft sind. Ausnahmen stellen vorhersehbar vorübergehende Formen von Schlafstörungen dar, zum Beispiel wenn man eine Nacht im Flugzeug oder im Zug verbringen muss oder ein aufregendes Ereignis wie eine Operation bevorsteht. Für solche Situationen sind klassische Schlafmittel mit erwiesener Wirkung und geringem Nebenwirkungsrisiko, wie zum Beispiel Zolpidem oder Zopiclon, sinnvoll, da sie nur kurzzeitig eingenommen werden und somit das bei diesen Medikamenten bestehende Gewöhnungs- und Abhängigkeitsrisiko nicht zum Tragen kommt.

Die überwiegende Mehrzahl der von Schlafstörungen betroffenen Personen leidet jedoch an einem chronischen, das heißt über Wochen und Monate – bei der Mehrzahl der Betroffenen sogar über Jahre – anhaltenden Problem, sodass in erster Linie Schlafmedikamente verwendet werden sollten, die kein Risiko für eine Abhängigkeit bergen. Allgemeine Hinweise für die Einnahme von Schlafmitteln finden sich in **Tabelle 14**.

Tabelle 14: Allgemeine Hinweise zur Einnahme von Schlafmedikamenten

Schlafmittel mit Abhängigkeitsrisiko sollte nur tageweise, maximal für einige Wochen eingenommen werden («Z-Substanzen», Benzodiazepine)
Schlafmittel ohne Abhängigkeitsrisiko können auch längerfristig genommen werden, es sollte aber nach einiger Zeit, z. B. nach drei Monaten, geprüft werden, ob es auch ohne Medikamente geht.
Schlafmittel mit kurzer Wirkdauer sollten kurz vor dem Schlafengehen eingenommen werden, andere schlaffördernde Substanzen, die länger benötigen, um ins Blut aufgenommen zu werden, sollten bereits eine bis zwei Stunden vor dem Schlafengehen genommen werden.
Viele Schlafmittel bewirken einen «Überhang» der dämpfenden Wirkung in den nächsten Tag, je nach Substanz.
Schlafmittel sollen nicht mit Alkohol kombiniert werden, bei bestimmten Schlafmitteln kann dies lebensgefährlich sein.
Einige Schlafmittel können nach der Einnahme kurzzeitig Gedächtnisstörungen auslösen, bei älteren Menschen auch Verwirrtheitszustände; bestimmte Schlafmittel senken nachts den Blutdruck und können die Sturzgefahr erhöhen.

8.2 Wie lange werden Schlafmedikamente eingenommen?

Grundsätzlich sollten Schlafmittel nur dann genommen werden, wenn andere Möglichkeiten den Schlaf zu verbessern ausgeschöpft sind und eine deutliche Beeinträchtigung durch die Schlafstörungen besteht. Ist dies der Fall, sollten schlafverbessernde Medikamente über einen Zeitraum von etwa ein bis drei Monaten regelmäßig jeden Abend genommen werden, um den Teufelskreis, der bei Schlafstörungen entsteht, zu durchbrechen. Dabei muss darauf geachtet werden, dass keine Medikamente eingenommen werden, bei denen ein Abhängigkeitspotenzial besteht. Eine gut geeignete Substanz, die den Schlaf verbessert, ist zum Beispiel das Antidepressivum Trimipramin in niedriger Dosis (12,5–25 mg). Hier besteht keine Suchtgefahr und auch beim Absetzen entstehen keine Entzugssymptome. Es ist sinnvoll, mit einer niedrigen Dosis zu beginnen und dann, je nach Effekt und Verträglichkeit, die Dosis langsam zu erhöhen.

Eine Übersicht über häufig angewandte schlaffördernde Substanzen findet sich in der folgenden Tabelle.

Tabelle 15: Medikamente zur Behandlung von Schlafstörungen *(Fortsetzung n. S.)*

Substanz	Dosierungs-bereich (mg/d)	Initiale Dosis (mg)	Ungefähre Zeit, in der 50 Prozent wieder abgebaut oder ausgeschieden sind) als Hinweis für Wirkdauer	Besonders zu beachtende Nebenwirkungen (Auswahl)
Kurzzeitbehandlung (Tage, 1–2 Wochen)				
Zolpidem	5–10	5	1–3,5 Stunden	Toleranz und Abhängigkeit, Sturzgefahr, Rebound-Insomnie (= Verschlechterung nach Absetzen auf unter das Ausgangsniveau, gelegentlich vorübergehend Gedächtnisstörungen)
Zopiclon	3,75–7,5	3,75	ca. 5 Stunden	Toleranz und Abhängigkeit, Sturzgefahr, Rebound-Insomnie, gelegentlich Amnesie (Gedächtnisstörungen)
Schlaffördernde Substanzen, vor allem bei chronischen Insomnien, kein Abhängigkeits- und Toleranzrisiko (Auswahl)				
Trazodon	25–100	25	ca. 4–11 Stunden	selten Priapismus (Dauererrektion)

Tabelle 15: Medikamente zur Behandlung von Schlafstörungen *(Fortsetzung)*

Substanz	Dosierungs-bereich (mg/d)	Initiale Dosis (mg)	Ungefähre Zeit, in der 50 Prozent wieder abgebaut oder ausgeschieden sind) als Hinweis für Wirkdauer	Besonders zu beachtende Nebenwirkungen (Auswahl)
Trimi-pramin*	12,5–50	12,5 - 25	23–24 Stunden	Tagesmüdigkeit, Magen-Darm-Beschwerden, Herz-Kreislauf-Beschwerden, Blasenentleerungs-störungen;
Doxepin*	10–50	10–25	15–20 Stunden (Metabolit deutlich länger)	Tagesmüdigkeit, Magen-Darm-Beschwerden, Herz-Kreislauf-Beschwerden, Blasenentleerungs-störungen; Gewichtszunahme
Mirta-zapin#	7,5–15	7,5	20–40 Stunden	Tagesmüdigkeit, Gewichtszunahme, Restless-legs-Syndrom (unruhige Beine)
Melperon	25–100	25	4–6 Stunden	Blutdruckabfall
Pipam-peron	20–80	20	17–22 Stunden	Blutdruckabfall
Prothi-pendyl	40–80	40	2–3 Stunden	Blutdruckabfall
Quetiapin+	25–100	25	ca. 7 Stunden	Blutdruckabfall, Tagesmüdigkeit, Leberwerter-höhungen

* in der Depressionsbehandlung und bei schweren Insomnien auch höhere Dosierun-gen bis 150 mg
# in der Depressionsbehandlung auch höhere Dosierungen bis 60 mg
+ bei anderen Indikationen wie Psychosen oder bipolaren Störungen deutlich höhere Dosierungen; auch bei Insomnien ggf. höhere Dosierungen

Merke

Grundsätzlich sollten Medikamente zur Verbesserung des Schlafs nur für kurze Zeit zu Beginn der Behandlung eingesetzt werden oder dann, wenn alle übrigen nicht-medikamentösen Maßnahmen ausgeschöpft wurden. Die Einnahme von Schlafmedikamenten sollte nur nach einer Konsulation des Arztes und nach Verschreibung und ausführlicher Aufklärung über die Medikamentenwirkung, aber auch -nebenwirkungen erfolgen.

8.3 Ist es sinnvoll, ein Schlafmittel jede Nacht einzunehmen oder nur in einzelnen Nächten?

Einige Betroffene versuchen die Einnahme von Medikamenten zeitlich zu beschränken, indem sie erst dann zu einem Schlafmittel greifen, wenn sie in der entsprechenden Nacht nicht einschlafen können. Natürlich kann durch ein solches Vorgehen die Häufigkeit der Einnahme von Schlafmitteln verringert werden, es ist aber mit Nachteilen verbunden und wird sich bei den meisten Menschen mit Schlafstörungen nicht bewähren.

Bei der Mehrzahl der von Schlafstörungen Betroffenen liegen nicht nur Ein-, sondern oft auch Durchschlafstörungen vor. In der Mitte der Nacht noch ein Schlafmittel einzunehmen, schränkt die Auswahl stark ein, da nur sehr wenige Schlafmittel eine kurze Wirkung von nur wenigen Stunden haben und damit auch für eine Einnahme in der zweiten Nachthälfte geeignet sind. Die meisten Schlafmittel haben eine längere Wirkdauer und so kann bei Einnahme in der Mitte der Nacht ein verlängerter Effekt in die Morgenstunden oder den Vormittag hinein auftreten. Schlafmittel mit sehr kurzer Wirkdauer sind Zolpidem (verschreibungspflichtig, hat jedoch bei Dauereinnahme ein leichtes Sucht- und Abhängigkeitsrisiko) sowie Melperon (Eunerpan), die sich besonders bei älteren Menschen mit Schlafstörungen bewährt haben.

Die intermittierende Einnahme bei Bedarf birgt auch die Gefahr, wiederholt Hilflosigkeit gegenüber den Schlafstörungen zu erfahren, wenn das Einschlafen nicht gelingt, und kann das subjektive Erleben von Abhängigkeit sogar fördern. Aus diesem Grund ist es für viele Menschen besser, bei hartnäckiger, chronischer Schlaflosigkeit über einen bestimmten Zeitraum hinweg konsequent jeden Abend ein schlafförderndes Medikament einzunehmen, um aus dem Teufelskreis wiederholter Versuche und Misserfolge herauszukommen.

8.4 Wann ist der richtige Einnahmezeitpunkt für ein Schlafmittel?

Der richtige Einnahmezeitpunkt hängt vom Zeitraum zwischen Einnahme des Medikaments und der Aufnahme der Substanz in das Blut – und damit dem Transport ins Gehirn – ab. In der Regel dauert dies bei der Mehrzahl der Schlafmittel weniger als 30 Minuten, sodass die meisten typischen Schlafmittel direkt vor dem Zubettgehen eingenommen werden. Anders verhält es sich bei Antidepressiva, bei denen die Aufnahme ins Blut und damit ins Gehirn längere Zeit benötigt und die daher bereits eine bis zwei Stunden vor dem Schlafengehen genommen werden sollten.

8.5 Verursachen alle Schlafmedikamente einen Überhang?

Nicht alle Schlafmittel verursachen einen Überhang am nächsten Morgen. Das Auftreten eines Überhangs hängt davon ab, wie lange ein Schlafmittel wirkt, was wiederum mit der sogenannten Halbwertszeit im Blut zusammenhängt. Die Halbwertszeit ist die Zeitspanne, die der Körper benötigt, um die Hälfte eines Medikaments wieder auszuscheiden. Sie ist ein Maß dafür, wie lange ein Medikament eine Wirkung im Körper entfaltet. Schlafmittel, die sehr kurze Halbwertszeiten von weniger als drei oder vier Stunden haben, verursachen daher keinen Überhang am nächsten Morgen. Bei älteren Menschen kann dies jedoch anders sein, da ihr Stoffwechsel, das heißt Leber- und Nierenfunktionen, langsamer arbeitet als bei jüngeren Menschen. Aus diesem Grund können bei älteren Menschen auch kurz wirksame Schlafmittel einen Überhang am nächsten Morgen verursachen.

8.6 Verschreibungspflichtige Schlafmittel

8.6.1 Z-Substanzen

Die wichtigste Gruppe der verschreibungspflichtigen Schlafmittel, die weltweit in den vergangenen beiden Jahrzehnten die größte Verbreitung gefunden haben, sind die sogenannten Z-Substanzen, allen voran Zolpidem (bekannt unter dem Namen Stilnox) und Zopiclon (bekannt unter dem Namen Ximovan). Die dritte der Z-Substanzen Zaleplon (bekannt unter dem Namen Sonata) hat mittlerweile stark an Bedeutung verloren.

Die Z-Substanzen sind typische Schlafmittel mit eher kurzer Wirkdauer, das heißt einer Wirkung für nur eine Nacht. Sie weisen im Vergleich mit früheren Arten von Schlafmitteln wie den Barbituraten, die mittlerweile nicht mehr verwendet werden, und den aktuell immer noch häufig gebräuchlichen Benzodiazepinen ein geringeres Sucht- und Abhängigkeitspotenzial auf. Allerdings sind auch die Z-Substanzen nicht frei von dem Risiko einer Gewöhnung und Abhängigkeit. Es gibt weltweit viele Einzelfälle von schwerem Missbrauch und Abhängigkeit, sodass diese Substanzen nur für die Kurzzeitbehandlung von Schlafstörungen geeignet sind und von einem Arzt verordnet werden müssen. Wissenschaftliche Studien haben gezeigt, dass Gewöhnungseffekte nach mehrmonatiger Einnahme eintreten können, die Wirkung also nachlässt. Absetzeffekte im Sinne einer Verschlechterung auf unter das Ausgangsniveau vor der Behandlung zeigen sich, wenngleich nur vorübergehend für eine oder zwei bis drei Nächte, bereits nach vierwöchiger Einnahme (**Abbildung 10**).

Der große Vorteil der sogenannten Z-Substanzen besteht darin, dass sie im Allgemeinen sehr gut verträglich sind, das heißt neben der schlaffördernden Wirkung wenige Nebenwirkungen aufweisen, die zum Beispiel bei Einnahme von Antidepressiva und Neuroleptika häufig beobachtet werden. Zopiclon ist etwas länger wirksam als Zolpidem; da die Ausscheidung aus dem Körper bei älteren Menschen oft verzögert ist, kann bei Zopiclon eher ein leichter Überhang am darauffolgenden Morgen auftreten als bei Zolpidem, das besonders kurz wirksam ist.

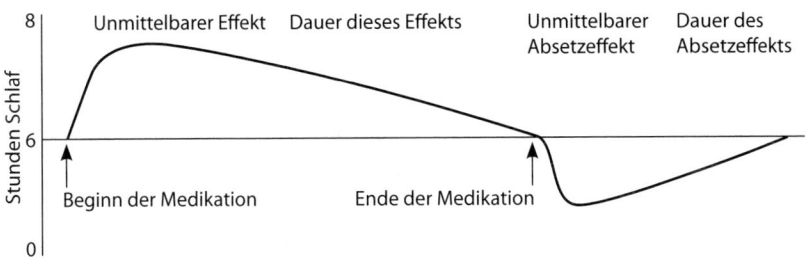

Abbildung 10: Gewöhnungs- und Absetzeffekte von Schlafmedikamenten

Zu empfehlen sind die Substanzen für kurzzeitige Anwendungen, etwa bei einem Nachtflug oder wenn besondere Situationen bestehen, bei denen vorübergehend Schlafstörungen zu erwarten sind, aber absehbar ist, dass eine längere Einnahme nicht erforderlich ist. Vorsicht ist bei Zolpidem bei älteren Menschen geboten; nach Einnahme kann es in seltenen Fällen vorübergehend zu Verwirrtheit kommen.

8.6.2 Benzodiazepine

Benzodiazepine zählen zu den am häufigsten verwendeten Psychopharmaka, sowohl in der Behandlung von Schlafstörungen als auch als Beruhigungsmittel in der Behandlung depressiver Störungen und Angststörungen. Benzodiazepine machen bei längerfristiger Anwendung abhängig und Gewöhnungseffekte sind nach mehrmonatiger Einnahme die Regel, sodass Dosissteigerungen erforderlich sind, um die gleiche Wirkung zu erzielen. Benzodiazepine werden daher viel zu häufig verwendet und sind im Hinblick auf die Bewältigung von Verhaltensstörungen oft kontraproduktiv.

Auch wenn, ähnlich wie bei den Z-Substanzen, eine kurzzeitige, vorübergehende Einnahme insgesamt gut verträglich ist, sind Benzodiazepine als Schlafmittel heute verzichtbar, da es bessere Alternativen gibt.

Immer noch nehmen zahlreiche Menschen bereits seit vielen Jahren Benzodiazepine als beruhigende Mittel oder zur Behandlung ihrer Schlafstörungen ein und berichten häufig, dass sie ohne diese Medikamente nicht schlafen können. Dieser subjektive Eindruck beruht auf der immer wieder gemachten Erfahrung, dass das Weglassen des Medikaments mit einer Verschlechterung der Schlafstörungen verbunden ist («Ich kann ohne das Medikament gar nicht mehr schlafen»). Hier ist darauf hinzuweisen, dass infolge der Gewöhnungseffekte das Absetzen eine vorübergehende Phase mit besonders gravierenden Schlafstörungen im Sinne einer sogenannten Rebound-Schlaflosigkeit auslösen kann, das heißt es kommt zu einer Verschlechterung der Schlafstörungen auf unter das Ausgangsniveau vor Beginn der Behandlung. Dies führt bei den meisten Menschen dazu, dass sie einen Absetzversuch nicht durchhalten.

Bei Aufklärung über das Phänomen sowie mehr Geduld und Überbrückung dieser kritischen Phase durch Einnahme anderer schlaffördernder Medikamente kann eine solche Phase oft gut bewältigt werden. Ist die Absetzphase erst einmal überstanden, in aller Regel nach einigen Wochen, erleben viele, dass sich der Schlaf wieder deutlich verbessert und sie oftmals sogar wieder tiefer schlafen als vorher.

8.6.3 Antidepressiva

Heutzutage wird eine Vielzahl unterschiedlicher Medikamente in der Behandlung von Depressionen eingesetzt. Ein Teil dieser Medikamente eignet sich auch für die Behandlung chronischer Schlafstörungen, wobei zur Verbesserung des Schlafs in den meisten Fällen sehr viel geringere Dosen als in der Depressionsbehandlung eine positive Wirkung haben können. Es handelt sich um die Substanzen Trimipramin, Doxepin, Amitriptylin, Mirtazapin, Trazodon und Agomelatin. Diese Antidepressiva in niedriger Dosierung erscheinen derzeit die beste Alternative zu herkömmlichen Schlafmitteln.

Nahe liegend wäre anzunehmen, dass diese Medikamente den Schlaf dadurch verbessern, dass sie die Stimmung verbessern. Wenngleich eine solche Komponente natürlich mit zur Verbesserung von Schlafstörungen beitragen kann, erklärt sie nicht, warum sedierende Antidepressiva den Schlaf sofort verbessern können, während ihre antidepressiven Wirkungen erst nach mehreren Wochen Therapie eintreten. Darüber hinaus wirken sedierende Antidepressiva schlafverbessernd auch bei Personen mit chronischen Schlafstörungen, die aber nicht an depressiven Symptomen leiden. Die Erklärung für die positive Wirkung bestimmter Antidepressiva auf den Schlaf beruht auf Sofortwirkungen auf bestimmte Neurotransmitter wie Histamin, Azetylcholin, Serotonin und Dopamin, die auch in der Schlafregulation eine Rolle spielen.

Vorteile von sedierende Antidepressiva sind einerseits deren gute Wirkung und andererseits das Fehlen einer Abhängigkeitsgefahr. Nachteile sind Nebenwirkungen wie morgendlicher Überhang oder andere, sogenannte anticholinerge Nebenwirkungen wie Mundtrockenheit. Diese treten meist nicht bei den Dosen auf, die zur Schlafverbesserung genommen werden, und machen sich erst bei höheren Dosen bemerkbar. Ein weiterer Nachteil kann eine appetitsteigernde Wirkung sein (besonders bei Doxepin und Mirtazapin). Bei Einnahme von Trazodon oder Agomelatin treten weniger Nebenwirkungen auf, insbesondere auch, weil die Wirkdauer bzw. die sogenannte Halbwertszeit sehr kurz ist, das heißt die Substanzen werden sehr schnell aus dem Körper wieder ausgeschieden. Allerdings ist auch die sedierende Wirkung meist schwächer, sodass bei vielen

Personen mit chronischen Schlafstörungen Medikamente wie Trimipramin oder Doxepin effektiver sind.

8.6.4 Neuroleptika

Neuroleptika sind Medikamente, die in der Behandlung von schweren psychischen Erkrankungen, wie zum Beispiel Psychosen, eingesetzt werden und oft eine stark sedierende, angstlösende Wirkung haben. Ein Teil dieser Medikamente eignet sich auch für die Behandlung von Schlafstörungen, wobei, ähnlich wie bei den Antidepressiva, sehr viel niedrigere Dosen zur Schlafverbesserung geeignet sind. Klinisch bewährt haben sich zum Beispiel Quetiapin oder Olanzapin oder Melperon und Pipamperon in niedriger Dosis.

Die Wirkungsweise beruht auf einer Hemmung des Dopamin-Systems im Gehirn, was die Schlafverbesserung erklären kann, da Dopamin vermehrt im Wachzustand oder bei Erregung ausgeschüttet wird. Nachteile sind Nebenwirkungen wie Überhang am darauffolgenden Morgen sowie bei chronischer Einnahme eine appetitsteigernde Wirkung. Der Vorteil liegt darin, dass die Substanzen nicht abhängig machen und daher auch problemlos wieder abgesetzt werden können. Ein Vorteil kann auch bei Menschen bestehen, die in zwanghafter Weise grübeln müssen und eine gewisse stimmungstabilisierende Wirkung erleben können. Grundsätzlich kann die Einnahme von Neuroleptika mit zahlreichen Nebenwirkungen einhergehen, insbesondere bei höheren Dosierungen, die zum Beispiel Kontrolluntersuchungen von EKG und Laborwerten erfordern.

8.6.5 Pflanzliche Schlafmittel

Seit Urzeiten erhoffen sich Menschen Linderung durch die Anwendung von Heilpflanzen, die auch in Europa eine große Tradition haben. Am bekanntesten ist **Baldrian**. Die Extrakte werden aus der Baldrianwurzel gewonnen, darin sind verschiedenen Wirkstoffe enthalten, denen eine beruhigende und schlaffördernde Wirkung zukommen soll. Leider gibt es bis heute keine wissenschaftlichen Untersuchungen, die die schlaffördernde Wirkung von Baldrian bei Menschen objektiv nachgewiesen hat. Das Gleiche gilt für alle anderen pflanzlichen Schlafmittel, sodass diese Medikamente allenfalls für leichte bis mittelschwere Schlafstörungen, nicht aber für schwere Schlafstörungen oder für Schlafstörungen im Rahmen depressiver Erkrankungen empfohlen werden können. Der große Vorteil bei der

Anwendung von pflanzlichen Präparaten besteht darin, dass sie nicht abhängig machen und auch keinen Überhang am darauffolgenden Morgen verursachen. Viele Nachteile, die mit klassischen Schlafmitteln einhergehen, bestehen damit nicht. Wer also die Erfahrung gemacht hat, dass ihm ein pflanzliches Präparat hilft und stattdessen auf ein stärkeres Präparat verzichten kann, sollte dies weiter einnehmen.

Positive Wirkungen werden in der Heilpflanzenkunde auch **Hopfen** (Bestandteil des Biers), **Passionsblume, Melisse, Johanniskraut und Lavendelextrakten** zugesprochen. Auch bei diesen pflanzlichen Mitteln sind keine schwerwiegenden Nebenwirkungen bekannt, ist kein Überhang am darauffolgenden Tag zu erwarten und es besteht keine Abhängigkeitsgefahr.

Lediglich **Johanniskraut**, das als pflanzliches Mittel sehr häufig bei leichten und mittelschweren Depressionen eingesetzt wird, hat als einziges der pflanzlichen Präparate in wissenschaftlichen Studien bei Menschen mit Depression (nicht primär bei Schlafstörungen) im Placebovergleich eine Wirkung gezeigt hat. Wenn sich bei Menschen mit Depression die Stimmung bessert, verbessert sich meistens auch der Schlaf, sodass eine Wirksamkeit von Johanniskraut bei Schlafstörungen nicht direkt auf einer müde machenden Wirkung beruht, sondern eher über den Umweg einer Verbesserung der depressiven Stimmung zustande kommt. Zu beachten ist, dass die im Johanniskraut enthaltenen Stoffe (unter anderem Hypericin und Hyperforin) Wechselwirkungen mit anderen Medikamenten verursachen und darüber hinaus die Lichtempfindlichkeit von Haut und Augen erhöhen können. Pflanzliche Präparate sind nicht immer harmlose Stoffe.

8.6.6 Biologische Schlafmittel

Vor einhundert Jahren hatte man gehofft, körpereigene Stoffe zu finden, die den Schlaf auslösen können. Dazu sind Tierversuche durchgeführt worden, in denen Hunde über mehrere Tage am Schlafen gehindert wurden. Anschließend wurde ihnen Nervenwasser entnommen, das anderen Hunden in das Nervensystem eingespritzt wurde. Die ausgeruhten Hunde wurden dadurch sehr müde.

Leider ist die Suche nach einem idealen körpereigenen Schlafstoff insofern erfolglos geblieben, als es nicht einen bestimmten schlafinduzierenden Stoff gibt. Es existiert vielmehr eine ganze Reihe körpereigener Substanzen, die mit der Regulation von Schlafen und Wachen verbunden sind. Die bekannteste Substanz ist das **Hormon Melatonin**, das in der Zirbeldrüse im

Gehirn gebildet wird und eine wichtige Funktion bei der Steuerung des
24-stündigen sogenannten zirkadianen Rhythmus hat.

Solange Licht in unsere Augen fällt, wird kein Melatonin gebildet. Unter
natürlichen Umgebungsbedingungen, das heißt ohne elektrisches Licht,
steigt die Melatoninproduktion, wenn die Dämmerung eintritt. Üblicherweise ist das Melatonin während der Nacht stark erhöht, um im Laufe der
Morgenstunden wieder abzufallen. Unter natürlichen Lebensbedingungen
wird über den Hell-Dunkel-Rhythmus und die Melatoninproduktion der
24-stündige Rhythmus auch von Schlafen und Wachen reguliert. Mehrere
Beobachtungen sprachen dafür, dass Melatonin ein guter körpereigener
Schlafstoff und somit vielleicht ein ideales Medikament zur Förderung des
Schlafs sein könnte: Melatonin ist vor allem bei jungen Menschen nachts
deutlich erhöht, während die Produktion im Laufe des Lebens immer
mehr abnimmt.

Da Schlafstörungen im Laufe des Lebens häufiger werden, glaubte man
durch Melatonin-Gabe den natürlichen Schlaf jüngerer Menschen gerade
bei älteren Schlafgestörten wieder hervorrufen zu können. Tatsächlich
konnte dies jedoch nicht belegt werden. Melatonin hat allenfalls eine leichte schlafverbessernde Wirkung. Erwiesen ist hingegen, dass die Gabe von
Melatonin bei Störungen des zirkadianen Rhythmus positiv wirkt und die
Anpassung an einen 24-stündigen Rhythmus fördern kann, zum Beispiel
bei Jetlag oder bei sonstigen Störungen der zirkadianen Rhythmik. Bei
Schlafstörungen, die durch Nicht-abschalten-Können, starke Unruhe oder
depressive Symptome bedingt sind, hat sich Melatonin alleine jedoch nicht
bewährt.

8.6.7 Antihistaminika

Antihistaminika sind teilweise frei verkäuflich. Ihre Wirkung beruht darauf, dass sie Histamin-Rezeptoren im Gehirn blockieren und damit die
Wirkung von Histamin – einem stimulierenden Nervenbotenstoff – dämp-
fen. Die Folge ist eine leichte müde machende Wirkung, die das Ein- und
Durchschlafen erleichtern kann. Antihistaminika haben den großen Vorteil, dass sie nicht abhängig oder süchtig machen. Ihr Nachteil besteht jedoch einerseits darin, dass die Wirkung oft bei starken Schlafstörungen
nicht ausreicht und andererseits die dämpfende Wirkung über mehr als
zehn Stunden anhalten kann, wodurch ein leichter Überhang am darauffolgenden Tag resultieren kann.

8.6.8 Chloralhydrat

Chloralhydrat ist eines der ältesten Schlafmittel und wurde bereits vor mehr als einhundert Jahren eingesetzt. Die Substanz ist mit Alkohol verwandt und bei hohen Dosen und in Kombination mit Alkohol ist es ein sehr gefährliches Medikament, das daher nur in Kliniken verwendet werden sollte.

8.6.9 Neue Entwicklungen

Die Wissenschaft ist immer noch auf der Suche nach dem idealen Schlafmittel, das gleichermaßen gut wirksam ist, keine Gewöhnungs- oder Abhängigkeitsgefahr birgt und nur wenige Nebenwirkungen hat. Aktuell befinden sich neue schlaffördernde Medikamente in der Entwicklungsphase, darunter solche, die andere Systeme beeinflussen als herkömmliche Schlafmittel. Unter anderem wird versucht, sogenannte Orexin-Antagonisten zu entwickeln, nachdem in den vergangenen Jahren entdeckt wurde, dass der Eiweißstoff Orexin eine wichtige Rolle in der Schlafregulation spielt. Vermutlich wird es noch einige Jahre dauern, bis diese neuen Schlafmittel in den Handel kommen. Ob sie dann auch tatsächlich besser sind als die bisherigen Mittel, ist noch unklar.

Tabelle 16: Liste der Schlafmedikamente (Wirkstoffe und Handelsnamen); *(Fortsetzung n. S.)*

Wirkstoff	Handelsnamen (Auswahl)
Bromazepam	Bromazepam ratiopharm®, Normoc®, Lexotanil®, Lexostad®
Brotizolam	Lendormin®
Chlordiazepoxid	Radepur®, Librium®
Chloralhydrat	Chloraldurat 500®, Chloraldurat blau®, Chloraldurat rot®
Clomethiazol	Distraneurin®
Diazepam	Diazepam STADA®, Valium®,
Dikaliumclorazetat	Tranxilium Tabs®, Tranxilium Kapseln®
Doxepin	Aponal®, Doneurin®
Flunitrazepam (1)	Rohypnol®, Fluninoc®, Flunitrazepam-ratiopharm®
Flurazepam	Dalmadorm®
Hydroxyzin	ATRAX®

Tabelle 16: Liste der Schlafmedikamente (Wirkstoffe und Handelsnamen); *(Fortsetzung)*

Wirkstoff	Handelsnamen (Auswahl)
Lorazepam	Tavor®, Lorazepam-ratiopharm®
Lormetazepam	Noctamid®, Ergocalm®, Lormetazepam AL,
Melatonin	Circadin®
Melperon	Eunerpan®, Harmonsin®, Melneurin®, Melperon®
Mirtazapin	Remergil®, Remeron®, Mirtazapin®, Mirta TAD®, Mirtagamma®,
Modafinil (2)	Vigil 100mg Tabletten®
Nitrazepam	Radedorm®, Eatan N®, Nitrazepam AL®
Opipramol	Insidon®
Oxazepam	Adumbran®, Oxazepam STADA®, Sigacalm®
Pipamperon	Dipiperon®, Pipamperon Neurax®®
Promethazin	Atosil®, Prothazin®, Promethazin-neuraxpharm®
Prothipendyl	Dominal®, Dominal Forte®
Quetiapin	Seroquel®, Quentiax®, Quetiapin Ct®
Trazodon	Trazodon HEXAL®, Trazodon-Neurax®
Temazepan	Remestan®, Planum®
Triazolam	Halcion®
Trimipramin	Stangyl®, Herphonal®, Trimineurin®, Trimpramin®
Zaleplon (3)	Sonata®
Zolpidem	Bikalm®, Stilnox®, Zolpidem®
Zopiclon	Ximocan®, Zopiclon®, Optidorm®, Somnosan®

1 – Verordnung nur über Betäubungsmittelrezept (BTM)
2 – Verordnung bei Narkolepsie
3 – wird kaum noch verordnet

Merke

Der Einsatz von Schlafmedikamenten sollte immer so kurz wie möglich gehalten werden, damit keine Gewöhnungs- oder Abhängigkeitseffekte entstehen. Diese verschlechtern in den meisten Fällen die Schlafstörung und tragen zur Chronifizierung des Leidens bei. Die Einhaltung der Schlafhygiene und der Einsatz verhaltenstherapeutischer Maßnahmen ist nebenwirkungsärmer und langfristig deutlich erfolgsversprechender.

9. Schlafstörungen und die Bedeutung des Internets

Computer sind aus dem Alltag vieler Menschen, aber auch aus der Medizin nicht mehr wegzudenken. Einerseits nutzen inzwischen immer mehr Menschen das Internet für Informationen rund um medizinische Themen. Andererseits haben viele Patienten (und Ärzte) noch Vorbehalte gegen die Nutzung des Internets als Hilfe bei der Behandlung psychischer Erkrankungen. Allerdings kann inzwischen auch der kritischste Arzt oder Therapeut kaum noch an der ständig wachsenden Anzahl wissenschaftlicher Publikationen vorbeischauen, die den erfolgreichen Einsatz unterschiedlicher Beratungs- und Therapieinstrumente im «world wide web» nachweist. So stellt sich die Frage, ob das Internet den Zugang zu Hilfestellungen und Therapieansätzen auch für Patienten mit Schlafstörungen verbessern bzw. erleichtern kann.

Zuallererst junge Menschen mit psychischen Schwierigkeiten suchen immer häufiger Hilfe im Internet. Allerdings hat mit der Verbreitung des Internets auch der Zugang der mittleren Generation (40- bis 60-Jährige) deutlich zugenommen, die hinsichtlich des Auftretens von Schlafstörungen die vor allem betroffene Altersgruppe darstellen. Wie aus verschiedenen Studien bekannt ist, können innovative Angebote aus vertrauenswürdigen Quellen im Internet helfen, Hindernisse beim Zugang zur psychiatrischen Gesundheitsversorgung abzubauen. Solche Angebote können traditionelle geografische, psychologische und finanzielle Hürden für den Zugang zu psychiatrischen Gesundheitsdiensten überwinden und dabei die Gesamtkosten senken und das Personal der Gesundheitsdienste entlasten.

9.1 Hilfreiche Adressen im Internet

Das in Fachbüchern übliche Literaturverzeichnis wird in Zukunft wohl immer mehr von Link-Sammlungen und Empfehlungslisten für geeignete Internetdienste abgelöst. Wer im Internet nach Informationen rund um das Thema Schlafstörungen sucht, findet sehr unterschiedliche Angebote. Wie immer hat der interessierte Laie dabei die «Qual der Wahl» und wird zunächst von einer Flut an ungefilterten Angeboten überrollt. Zahlreiche Anbieter zum Thema Schlafstörungen stellen ihre Informationen auch online zur Verfügung. Hilfreich sind als Anlaufadressen üblicherweise Internetseiten von Selbsthilfegruppen, öffentlichen Einrichtungen und Kliniken, zum Beispiel spezialisierte Universitätskliniken. Eine umfangreiche Liste qualitativ hochwertiger Angebote finden Sie im Anhang dieses Buchs. Die Adressen stellen einen ersten ausgewählten und empfehlenswerten Einstieg in die verschiedenen Themenbereiche wie Insomnie, Schlafapnoe, Narkolepsie etc. dar.

Vor allem aus den großen Flächenstaaten wie den USA stammen erste Berichte über verfügbare Online-Trainingsprogramme für Patienten mit Insomnie. In diesen Programmen werden die Grundlagen der Schlafhygiene, der Stimuluskontrolle, aber auch der Umgang mit und der Zugriff auf Schlafmedikamente mit den Teilnehmern teils strukturiert, teils interaktiv erarbeitet. Den Teilnehmern wird dabei einiges an Motivation, Selbstverantwortung und eigener Aktivität abverlangt. Die ersten Untersuchungen verlaufen vielversprechend, wobei zu berücksichtigen ist, dass die Beteiligung an diesen Pilotprojekten mit einer gewissen positiven Selektion verbunden ist. Dennoch können bestimmte Patientengruppen mit Schlafstörungen bereits von solchen internetgestützten Angeboten profitieren, die ihnen auch längere Anfahrten und Wartezeiten in entsprechenden Zentren ersparen.

9.2 Programme für Smartphones

Durch die immer bessere Verfügbarkeit des mobilen Internets und die rasante Verbreitung von internetfähigen Smartphones steigt auch das Angebot an sogenannten Apps (Miniprogramme). Dabei belebt die Konkurrenz zwischen den verschiedenen Anbietern (Apple, Android etc.) auch das Angebot rund um das Thema Schlafstörungen. In den einschlägigen «stores» der Provider finden sich Apps zur Unterstützung beim Einschlafen, Smartphone-Schlummerhilfen, Apps für die Schlafanalyse sowie das Führen von Schlaftagebüchern, aber natürlich auch Wecker-Apps.

So wird unter dem Titel «Schöner einschlafen mit dem Smartphone» auf ein kostenloses App für Android-Smartphones («Lightning Bug») hingewiesen. Damit kann der User verschiedene entspannend wirkende, mit einem entsprechendem Sound unterlegte Bildkulissen abrufen, wie beispielsweise die Skyline von New York bei Nacht, das Rauschen des Meeres oder weitere angenehme Klänge, wie ein leichter Regenschauer. Für alle iPhone-Besitzer gibt es ebenfalls eine kostenlose App («Relaxing Sounds Of Nature lite»), die 22 Geräuschkulissen und 35 Sounds zum individualisierten Entspannungs-Soundtrack mischen kann.

Damit Smartphone-Nutzer nach dem erfolgreichen Wegschlummern mithilfe solcher Programme nicht verschlafen, kann gleichzeitig eine Weckzeit festgelegt werden. Falls der User selbst durch den Alarm mehrerer Wecker nicht aus dem Bett findet, hilft die ebenfalls kostenlose App für Android-Smartphones («Wecker Xtreme»). Das Programm kann auf Wunsch nur mit dem richtigen Ergebnis einer Rechenaufgabe dazu überredet werden, wieder Ruhe zu geben. Ein weiteres Programm («Alarmdroid») lässt den Besitzer hingegen mit dem Umdrehen des Smartphones noch einige Minuten weiterschlafen, ehe er mit einer Wetter- und Zeitansage geweckt wird.

Besonders beliebt sind außerdem Apps, die das Schlafverhalten analysieren und für erholsameren Schlaf sorgen sollen. Die Programme («Sleep Cycle Alarm», «Electrisleep» oder «Sleep as an Droid») funktionieren alle nach einem ähnlichen Prinzip: Sie nutzen die Bewegungs- und Geräuschsensoren des Smartphones, um den Schlaf seines Besitzers zu analysieren. Der User kann dann quasi sekundengenau einen Zeitpunkt einstellen, zu dem er geweckt werden möchte, ohne dass er dabei aus dem Tiefschlaf gerissen wird.

Natürlich sollte sich jeder Mensch kritisch mit der Strahlenbelastung durch Handys auseinandersetzen und sich genau überlegen, ob er sein Handy wirklich auch nachts eingeschaltet haben muss. Zumindest Menschen mit Schlafstörungen sind gut beraten, ihr Handy am Abend auszuschalten und es nicht mit ins Schlafzimmer zu nehmen.

9.3 Internetsucht und Schlafstörungen

Die andere Seite des Internets wird dagegen deutlich beim Thema Internetsucht. Internetsüchtig ist jemand, der «ohne das Internet nicht mehr leben kann, ständig online ist und dafür seine anderen Interessen aufgibt, sich von Freunden und Familie absondert und langsam aber sicher den

Bezug zur Realität verliert». In besonders schlimmen Fällen sind die Betroffenen nicht mehr in der Lage, ihren Beruf auszuüben oder ihre Schulausbildung fortzuführen und geraten in einen sozialen Teufelskreis. Sie verlieren die Fähigkeit am sogenannten sozialen Leben teilzunehmen. Die Internetsucht ist dabei der zwanghafte Drang regelmäßig und exzessiv im Internet zu surfen, zu chatten oder zu spielen. Das Suchtverhalten kann zu körperlichen Schäden, Kontroll- und Realitätsverlust sowie sozialer Isolation führen. Es können Entzugserscheinungen wie Nervosität, Reizbarkeit oder eben auch Schlafstörungen auftreten. Da dieses Problem naturgemäß noch recht neu ist, haben die entsprechenden Symptome noch keinen Eingang in die Beschreibung psychischer Erkrankungen (wie dem ICD-10) gefunden. Dementsprechend liegen dazu auch nur vereinzelte Fallbeschreibungen und noch keine aussagekräftigen Studien vor.

Merke

Das Internet dringt in immer mehr Bereiche des alltäglichen Lebens vor. Einerseits ermöglicht es vielen Menschen schnellen Zugang zu vielen hilfreichen Informationen, die auch von Patienten mit Schlafstörungen gewinnbringend genutzt werden können. Andererseits zeigen sich auch negative Auswirkungen wie zum Beispiel die übermäßige Nutzung des Internets mit entsprechend negativen Folgen für den Schlaf-Wach-Rhythmus und die fehlende Erholsamkeit des Schlafs.

10 Anhang

Arbeitsblätter
(Schlaftagebuch, Schlafhygieneregeln, Fantasiereise etc.)

Anleitung zum Ausfüllen des Schlafprotokolls

Schlafhygieneregeln

Pittsburgher Schlaf-Qualitäts-Index (PSQI)

Fragebogen zur Tagesschläfrigkeit (ESS)

Fragebogen zum Syndrom der unruhigen Beine

Fragebogen zur Narkolepsie

Arbeitsblatt «Meine belastenden Gedanken über meinen Schlaf erkennen»

Arbeitsblatt «Hilfreiche Gedanken über meinen Schlaf finden»

Fantasiereise «Zur Nacht»

Fantasiereise «Der Baum»

Anleitung zum Ausfüllen des Schlafprotokolls

Unbedingt vor der Erstbearbeitung lesen

Das Schlafprotokoll stellt eine wichtige Informationsquelle für Ihren behandelnden Arzt/Psychologen dar, um Ihre Schlafstörung genau diagnostizieren und behandeln zu können. Wir möchten Sie daher bitten diese Protokollbögen regelmäßig, vollständig und sorgfältig zu bearbeiten. Dafür brauchen Sie nur wenige Minuten am Abend und am darauf folgenden Morgen.

Die Protokolle sind so aufgebaut, dass Sie jeweils eine ganze Woche im Überblick haben. Beginnen Sie heute Abend, indem Sie die erste Spalte des Abendprotokolls (Frage 1-6) für den zutreffenden Wochentag beantworten. Am nächsten Morgen beginnen Sie mit dem Morgenprotokoll in der gleichen Spalte (Morgenprotokoll) und beantworten die Fragen 7-16. Bitte bearbeiten Sie das Abendprotokoll unmittelbar vor dem Lichtlöschen und das Morgenprotokoll unmittelbar nach dem Aufstehen.

Mit Ausnahme der Zubettgehzeit (Frage 7) und der morgendlichen Aufstehzeit (Frage 13), für die Sie Ihre Uhr benötigen, sind wir an Ihrer subjektiven Einschätzung von Zeiträumen interessiert. So sollen Sie die Zeit, die Sie zum Einschlafen brauchen ebenso wie die nächtlichen Wachliegezeiten und die Gesamtschlafdauer lediglich schätzen.

Zur Bearbeitung des Schlafprotokolles brauchen Sie nachts also keine Uhr! Machen Sie sich keine Gedanken darüber, ob Ihre Einschätzung absolut korrekt ist. Gerade nachts fällt es erfahrungsgemäß sehr schwer zu beurteilen, obman z.B. eine oder zwei Stunden wachgelegen hat. **Wichtig ist ganz alleine Ihr subjektiver Eindruck und nicht die genaue Dauer!** Bei mehreren Fragen (Frage 5, 6, 15 und 16) werden Sie um eine Einschätzung z.B. Ihrer Müdigkeit gebeten. Richten Sie sich hierbei nach der Schulnotensystem (z. B. sehr wach/frisch = 1; sehr müde = 6).

Sollten bestimmte Fragen an einem Tag auf Sie nicht zutreffen, machen Sie einfach keinen Vermerk und gehen zur nächsten Frage über.

Bei **Frage 3** werden Sie gebeten, die **Medikamente**, die Sie am Abend zuvor oder in der Nacht zum Schlafen genommen haben, einzutragen. Wenn Sie regelmäßig das gleiche Medikament einnehmen, brauchen Sie den Namen des Medikamentes nur am ersten Tag anzugeben. An den übrigen Tagen tragen Sie dann nur Dosis ein.

Wir danken Ihnen für Ihre gewissenhafte Mitarbeit!

Weitere wichtige Ereignisse/Vorkommnisse in dieser Woche können Sie hier notieren:

_____

_____

_____

_____

_____

_____

_____

_____

_____

_____

Schlaftagebuch

Abendprotokoll	Name: Beispiel	Woche vom Mo	Di	Mi	Do	Fr	bis Sa	So
1. Gab es heute besondere Belastungen /Stress für Sie?	Ja							
2. Haben Sie heute tagsüber geschlafen? Falls ja, geben Sie an, wann und wie lange?	14:00 30 Min							
3. Haben Sie ein Schlafmittel zur Nacht genommen? Wenn ja, was / Dosierung?	Ja Ximovan / 10mg							
4. Haben Sie heute Abend Alkohol getrunken? Falls ja, was und wie viel?	3 Glas Wein							
5. Wie fühlen Sie sich jetzt: (1 = sehr entspannt .... 6 = sehr angespannt)	2							
6. Müdigkeit: Vor dem Zubettgehen war ich: (1 = sehr wach .. 6 = sehr müde)	4							

Morgenprotokoll	Name:		Woche vom				bis		
	Beispiel	Di	Mi	Do	Fr	Sa	So	Mo
7. Ich bin gestern um .... Uhr zu Bett gegangen und habe um ca. .... Uhr das Licht ausgemacht:	23:00 23:00							
8. Wieviele Minuten haben Sie gestern zum Einschlafen (nach dem Licht ausmachen) gebraucht?	20							
9. Falls Sie länger nicht einschlafen konnten, woran lag es?	Grübeln							
10. Wie oft sind Sie letzte Nacht aufgewacht?	2x							
11. Wieviele Minuten haben Sie letzte Nacht wach.-ge-legen? Zählen Sie aber nicht die Einschlafzeit mit!	40							
12. Wann sind Sie endgültig aufgewacht?	6:00							
13. Wann sind Sie endgültig aufgestanden?	6:30							
14. Wie lange haben Sie insgesamt geschlafen? Bitte nur grob schätzen! (Angaben in Stunden : Minuten)	5:30							
15. Beurteilen Sie bitte die Schlafqualität? (1 = sehr gut..... 6 = sehr schlecht)	4							
16. Wie erholsam war Ihr Schlaf?: (1 = sehr gut ..... 6 = sehr schlecht)	5							

Schlafqualitäts-Fragebogen (PSQI) [1]

Die folgenden Fragen beziehen sich auf Ihre üblichen Schlafgewohnheiten und zwar *nur während der letzten vier Wochen*. Ihre Antworten sollten möglichst genau sein und sich auf die Mehrzahl der Tage und Nächte während der letzten vier Wochen beziehen. Beantworten Sie bitte alle Fragen.

1. **Wann sind Sie während der letzten vier Wochen gewöhnlich abends zu Bett gegangen?**

   übliche Uhrzeit:

2. **Wie lange hat es während der letzten vier Wochen gewöhnlich gedauert, bis Sie nachts eingeschlafen sind?**

   in Minuten:

3. **Wann sind Sie während der letzten vier Wochen gewöhnlich morgens aufgestanden?**

   übliche Uhrzeit:

4. **Wieviele Stunden haben Sie während der letzten vier Wochen pro Nacht tatsächlich geschlafen?**
   (Das muß nicht mit der Anzahl der Stunden, die Sie im Bett verbracht haben, übereinstimmen.)

   Effektive Schlafzeit (Stunden) pro Nacht:

Kreuzen Sie bitte für jede der folgenden Fragen die für Sie zutreffende Antwort an. Beantworten Sie bitte alle Fragen.

5. **Wie oft haben Sie während der letzten vier Wochen schlecht geschlafen, ...**

a) ... weil Sie nicht innerhalb von 30 Minuten einschlafen konnten?

  ○ Während der letzten vier Wochen gar nicht
  ○ Weniger als einmal pro Woche
  ○ Einmal oder zweimal pro Woche
  ○ Dreimal oder häufiger pro Woche

b) ... weil Sie mitten in der Nacht oder früh morgens aufgewacht sind?

  ○ Während der letzten vier Wochen gar nicht
  ○ Weniger als einmal pro Woche
  ○ Einmal oder zweimal pro Woche
  ○ Dreimal oder häufiger pro Woche

c) ... weil Sie aufstehen mußten, um zur Toilette zu gehen?

  ○ Während der letzten vier Wochen gar nicht
  ○ Weniger als einmal pro Woche
  ○ Einmal oder zweimal pro Woche
  ○ Dreimal oder häufiger pro Woche

2

d) ... weil Sie Beschwerden beim Atmen hatten?

    ○ Während der letzten vier Wochen gar nicht
    ○ Weniger als einmal pro Woche
    ○ Einmal oder zweimal pro Woche
    ○ Dreimal oder häufiger pro Woche

e) ... weil Sie husten mußten oder laut ge-
    schnarcht haben?

    ○ Während der letzten vier Wochen gar nicht
    ○ Weniger als einmal pro Woche
    ○ Einmal oder zweimal pro Woche
    ○ Dreimal oder häufiger pro Woche

f) ... weil Ihnen zu kalt war?

    ○ Während der letzten vier Wochen gar nicht
    ○ Weniger als einmal pro Woche
    ○ Einmal oder zweimal pro Woche
    ○ Dreimal oder häufiger pro Woche

g) ... weil Ihnen zu warm war?

    ○ Während der letzten vier Wochen gar nicht
    ○ Weniger als einmal pro Woche
    ○ Einmal oder zweimal pro Woche
    ○ Dreimal oder häufiger pro Woche

h) ... weil Sie schlecht geträumt hatten?

    ○ Während der letzten vier Wochen gar nicht
    ○ Weniger als einmal pro Woche
    ○ Einmal oder zweimal pro Woche
    ○ Dreimal oder häufiger pro Woche

i) ... weil Sie Schmerzen hatten?

    ○ Während der letzten vier Wochen gar nicht
    ○ Weniger als einmal pro Woche
    ○ Einmal oder zweimal pro Woche
    ○ Dreimal oder häufiger pro Woche

j) ... aus anderen Gründen?

Bitte beschreiben:

Und wie oft während des letzten Monats konnten
Sie aus diesem Grund schlecht schlafen?

    ○ Während der letzten vier Wochen gar nicht
    ○ Weniger als einmal pro Woche
    ○ Einmal oder zweimal pro Woche
    ○ Dreimal oder häufiger pro Woche

**6. Wie würden Sie insgesamt die Qualität Ihres
Schlafes während der letzten vier Wochen
beurteilen?**

    ○ Sehr gut
    ○ Ziemlich gut
    ○ Ziemlich schlecht
    ○ Sehr schlecht

3

7. **Wie oft haben Sie während der letzten vier Wochen Schlafmittel eingenommen (vom Arzt verschriebene oder frei verkäufliche)?**

- ○ Während der letzten vier Wochen gar nicht
- ○ Weniger als einmal pro Woche
- ○ Einmal oder zweimal pro Woche
- ○ Dreimal oder häufiger pro Woche

8. **Wie oft hatten Sie während der letzten vier Wochen Schwierigkeiten wachzubleiben, etwa beim Autofahren, beim Essen oder bei gesellschaftlichen Anlässen?**

- ○ Während der letzten vier Wochen gar nicht
- ○ Weniger als einmal pro Woche
- ○ Einmal oder zweimal pro Woche
- ○ Dreimal oder häufiger pro Woche

9. **Hatten Sie während der letzten vier Wochen Probleme, mit genügend Schwung die üblichen Alltagsaufgaben zu erledigen?**

- ○ Keine Probleme
- ○ Kaum Probleme
- ○ Etwas Probleme
- ○ Große Probleme

10. **Schlafen Sie allein in Ihrem Zimmer?**

- ○ Ja
- ○ Ja, aber ein Partner/Mitbewohner schläft in einem anderen Zimmer
- ○ Nein, der Partner schläft im selben Zimmer, aber nicht im selben Bett
- ○ Nein, der Partner schläft im selben Bett

Falls Sie einen Mitbewohner / Partner haben, fragen Sie sie/ihn bitte, ob und wie oft er/sie bei Ihnen folgendes bemerkt hat.

a) Lautes Schnarchen

- ○ Während der letzten vier Wochen gar nicht
- ○ Weniger als einmal pro Woche
- ○ Einmal oder zweimal pro Woche
- ○ Dreimal oder häufiger pro Woche

b) Lange Atempausen während des Schlafes

- ○ Während der letzten vier Wochen gar nicht
- ○ Weniger als einmal pro Woche
- ○ Einmal oder zweimal pro Woche
- ○ Dreimal oder häufiger pro Woche

c) Zucken oder ruckartige Bewegungen der Beine während des Schlafes

- ○ Während der letzten vier Wochen gar nicht
- ○ Weniger als einmal pro Woche
- ○ Einmal oder zweimal pro Woche
- ○ Dreimal oder häufiger pro Woche

4

d) Nächtliche Phasen von Verwirrung oder Desorientierung während des Schlafes

○ Während der letzten vier Wochen gar nicht
○ Weniger als einmal pro Woche
○ Einmal oder zweimal pro Woche
○ Dreimal oder häufiger pro Woche

e) Oder andere Formen von Unruhe während des
Schlafes

Bitte beschreiben:

Machen Sie bitte noch folgende Angaben zu Ihrer Person:

Alter: _____ Jahre

Körpergröße: ....

Gewicht:.................

Geschlecht: ○ weiblich
○ männlich

Beruf:

○ Schüler/Student(in)
○ Arbeiter(in)

○ Rentner(in)
○ selbständig
○ Angestellte(r)
○ arbeitslos/ Hausfrau(mann)

Quelle:

Die Deutsche Gesellschaft für Schlafforschung und Schlafmedizin (DGSM). http://www.chari-
te.de/dgsm/dgsm/downloads/fachinformationen/fragebogen/psqi.pdf [Zugriff: 9.1.2014]

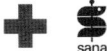

**Krankenhaus
vom Roten Kreuz**

**Schlafmedizinisches Zentrum
Stuttgart**

Fragebogen zur Tagesschläfrigkeit

(Epworth Sleepiness Scale)

Die folgenden Fragen beziehen sich auf Ihr normales Alltagsleben in der letzten Zeit:

Für wie wahrscheinlich halten Sie es, dass Sie in einer der folgenden Situationen einnicken oder einschlafen würden, sich also nicht nur müde fühlen?

Auch wenn Sie in der letzten Zeit einige dieser Situationen nicht erlebt haben, versuchen Sie sich trotzdem vorzustellen, wie sich diese Situationen auf Sie ausgewirkt hätten.

Benutzen Sie bitte die folgende Skala, um für jede Situation eine möglichst genaue Einschätzung vorzunehmen und kreuzen Sie die entsprechende Zahl an:

0 = würde *niemals* einnicken
1 = *geringe* Wahrscheinlichkeit einzunicken
2 = *mittlere* Wahrscheinlichkeit einzunicken
3 = *hohe* Wahrscheinlichkeit einzunicken

Situation	Wahrscheinlichkeit einzunicken			
Im Sitzen lesend	0	1	2	3
Beim Fernsehen	0	1	2	3
Wenn Sie passiv (als Zuhörer) in der Öffentlich-keit sitzen (z. B. in Theater oder Vortrag)	0	1	2	3
Als Beifahrer im Auto während einer einstündigen Fahrt ohne Pause	0	1	2	3
Wenn Sie sich am Nachmittag hingelegt haben, um auszuruhen	0	1	2	3
Wenn Sie sitzen und sich mit jemand unterhalten	0	1	2	3
Wenn Sie nach dem Mittagessen (ohne Alkohol) ruhig dasitzen	0	1	2	3
Wenn Sie als Fahrer eines Autos verkehrsbedingt einige Minuten halten müssen	0	1	2	3
Bitte nicht ausfüllen! Summe:				

Quelle:

© Pneumologisch-Neurologisches-Zentrum (PNZ) GmbH am Krankenhaus vom Roten Kreuz Bad Cannstatt GmbH, Ärztlicher Leiter: Burkhard Hofmann.

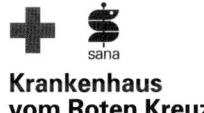

**Krankenhaus
vom Roten Kreuz**

**Schlafmedizinisches Zentrum
Stuttgart**

<u>Restless-Legs-Fragebogen</u>

1. Leiden Sie unter unangenehmen Missempfindungen (z. B. Kribbeln, Ziehen, Schmerzen) in den Beinen, die fast ausschließlich in Ruhe (Sitzen, Liegen) auftreten?

    ja   nein

2. Verspüren Sie einen unangenehmen Bewegungsdrang im Bereich der Beine, wenn Sie sitzen oder liegen?

    ja   nein

3. Kommt es zu einer deutlichen Besserung der Missempfindungen und des Bewegungsdranges, wenn Sie sich bewegen oder die Beine massieren oder reiben?

    ja   nein

4. Kommt es am Abend zu einer Zunahme der Missempfindungen und/oder des Bewegungsdranges der Beine?

    ja   nein

Quelle:

© Pneumologisch-Neurologisches-Zentrum (PNZ) GmbH am Krankenhaus vom Roten Kreuz Bad Cannstatt GmbH, Ärztlicher Leiter: Burkhard Hofmann.

Narkolepsie-Fragebogen
(Ullanlinna-Narkolepsie-Skala)

Treten bei Ihnen eine oder mehrere der folgenden Störungen beim Lachen, bei Freude, bei Angst oder in aufregenden Situationen auf?

	nie	1-5mal im Leben	1mal pro Monat oder öfter	1mal pro Woche oder öfter	(fast) täglich
Ich bekomme weiche Knie	◉	○	○	○	○
Mein Unterkiefer klappt herunter	◉	○	○	○	○
Ich kann den Kopf nicht halten	◉	○	○	○	○
Ich stürze zu Boden	◉	○	○	○	○

Schlafen Sie tagsüber bei folgenden Beschäftigungen ein, obwohl Sie es nicht wollen?

	nie	1mal pro Monat oder seltener	1mal pro Woche oder öfter	täglich	mehr-mals täglich
beim Lesen	◉	○	○	○	○
beim Fahren in öffentlichen Verkehrsmitteln (Bus, Straßenbahn, Zug)	◉	○	○	○	○
im Stehen	◉	○	○	○	○
beim Essen	◉	○	○	○	○
in anderen ungewöhnlichen Situationen	◉	○	○	○	○

Schlafen oder schlummern Sie tagsüber?

◉ ich mag nicht
○ ich mag zwar, kann aber nicht
○ mehr als 3mal pro Woche
○ etwa 3-5mal pro Woche
○ (fast) täglich

Wieviel Minuten dauert es meistens, bis Sie einschlafen?

◉ mehr als 40 Minuten
○ 30-40 Minuten
○ 20-30 Minuten
○ 10-20 Minuten
○ weniger als 10 Minuten

http://www.schlafmedizin-essen.de/online-tests/narkolepsie.php

Meine belastenden Gedanken über den Schlaf erkennen

Wann?	Gedanken	Gefühle
Tagsüber		
Bevor ich ins Bett gehe…		
Im Bett, bevor ich einschlafe…		
Wenn ich nachts oder frühzeitig aufwache		

Hilfreiche Gedanken für meinen Schlaf finden

Belastender Gedanke	Hilfreicher Gedanke	Anmerkungen

Angeleitete Fantasiereise «Zur Nacht»

Ich werde nun langsam von 1 bis 10 zählen ... und Sie tiefer und tiefer ... in einen entspannten Zustand führen.

Atmen sie noch einmal voll ein. ... Erlauben Sie sich, während ich zähle, ... tiefer zu sinken und loszulassen. ... Voller Ruhe, Gelassenheit und Frieden. ...

1 ... loslassen ... mit jedem Atemzug ...

2 ... tiefer gehen ... ...

3 --- Gelassenheit ... ...

4 ... Ruhe ... ...

5 ... voller Vertrauen ... ...

6 ... voller Vertrauen ... ...

7 ... Ruhe ... ...

8 ... Gelassenheit ... ...

9 ... Frieden ... ...

10 ... tiefer ... mit jedem Atemzug ... tiefer ... und tiefer ... ...

Nehmen sie wahr, wie tief ihr Körper inzwischen entspannt ist.

Sie können dieses wunderbare und befreiende Gefühl genießen und sich sicher und wohl fühlen. Sie erlauben sich noch mehr loszulassen ... und noch tiefer zu sinken.

Tiefer, mit jedem Atemzug, tiefer ... und tiefer. ... ...

Kommen Sie nun mit mir zu einem großen schönen See ... der bis zum Horizont reicht. ... Es ist kurz vor Sonnenuntergang.

Sie setzen sich am See nieder und machen es sich bequem. ... Sie fühlen den Boden unter sich ... und schauen hinaus auf das Wasser ... ... Die Wellen kräuseln sich leicht im Abendwind ... Sie spüren, wie der Wind ihnen angenehm über das Gesicht streicht ... Neben Ihnen stehen dunkle alte Tannen ... Einige ragen bis ans Wasser ... und werfen bereits lange Schatten ... Sie riechen den würzigen, beruhigenden Duft der Nadeln ... Die rote Abendsonne taucht jetzt langsam am Horizont ins Wasser ... ... Sie lauschen den Stimmen der Tiere, die allmählich leiser werden ... Dort drüben sitzt ein kleiner Vogel ... Er hat bereits den Schnabel ins Gefieder gesteckt ... ... Die Sonne sinkt tiefer ... und tiefer ... verliert an Kraft ... Sie schickt ihre letzten Strahlen über das Wasser ... Der See ist jetzt schwarz ... und dunkel ... kein Laut ist zu hören ... Die Ruhe umgibt Sie völlig ... ...

Wenn Sie nun einschlafen, oder weiter schlafen möchten ... können Sie das tun. ...

Ansonsten ist es an der Zeit zurückzukommen. Langsam, ... so, wie es gut für sie ist. ... ...

Kommen Sie nun mit Ihrer Vorstellung hier in den Raum zurück, Sie wissen nun wieder, wo Sie sind, welcher Tag heute ist und können all die Ruhe und Entspannung mit in den Alltag nehmen, und immer wenn Sie diese Übung machen, können Sie etwas ablegen und sich ganz allmählich immer wohler fühlen.

Sie fangen nun an, sich zu bewegen und bewegen sich immer mehr und mehr und räkeln sich und strecken sich, so dass Sie wieder ganz wach werden, und nun sind Sie wieder ganz wach und frisch.

Quelle:

Dr. Hans Grünn «Einfach zuhören und sich entspannen» (Hörprogramm). Düsseldorf: Lange Media Verlag
Kassettenprogramm Lange Mediaplus Verlag Düsseldorf, Kassette 1 Seite B

Fantasiereise «Der Baum»

Betonen Sie das Ausatmen, geben Sie mit jedem Ausatmen etwas von Ihrer Anspannung ab, so dass Sie mit jedem Ausatmen etwas tiefer in die Entspannung kommen. …

Mit jedem Ausatmen gehen Sie tiefer in die Entspannung, immer weiter, immer tiefer, … so weit, wie Sie mögen, wie es für Sie angenehm ist, nur so weit. …

Stellen Sie sich nun einen Baum vor, … irgendeinen Baum, der gerade in Ihrer Vorstellung erscheint.

Sehen Sie sich den Baum an. …

Was ist dies für ein Baum? …

Wie sieht er aus? …

Wie groß ist er? …

In welcher Umgebung steht er? …

Schauen Sie sich die Umgebung näher an. …

Was sehen Sie dort alles? …

Schauen Sie wieder den Baum an. …

Seine Äste, … die Blätter, … die Rinde. …

Nehmen Sie den Stamm wahr, … die Rinde. …

Stellen Sie sich die Wurzeln vor, … wie weit sie in die Erde ragen, … sich immer mehr verzweigen. …

Spüren Sie den Halt, den sie dem Baum geben. …

Wie er mit ihnen fest in der Erde verwurzelt ist … Stellen Sie sich vor, wie der Baum mit diesen Wurzeln das Wasser aus dem Boden aufnimmt und es in eine Nährflüssigkeit umwandelt …

Spüren Sie die Kraft, die durch die Nährflüssigkeit im Baum aufsteigt. …

Wie sie durch die Wurzeln fließt, … durch den Stamm, … durch die Äste, bis hin zu den Blättern. …

Stellen Sie sich nun vor, es ist Frühjahr. …

Erleben Sie den Frühling, wie der letzte Schnee schmilzt, … die Knospen sprießen, … die Sonne etwas wärmer wird, … das Leben um den Baum herum erwacht …

Nehmen Sie die Vögel wahr, … die Frühlingslandschaft …

Stellen Sie sich den Baum im Frühling vor, seinen Stamm, … die Äste, … die frischen Blätter, … die neuen taufrischen Blüten, … ihre Farben, ihren Geruch …

Verabschieden Sie sich nun vom Frühling.

Gehen Sie nun weiter durch die Jahreszeit, und stellen Sie sich den Sommer vor …

Die Wärme wird größer, die Sonne steht hoch am Horizont … Es ist ein heißer Sonnentag, schauen Sie sich um.

Wie sieht die Landschaft um den Baum herum aus? …

Wie ist das Wetter? … Wie sieht der Himmel aus? …

Wie sieht der Baum aus? …

Stellen Sie sich den Baum im Sommer vor, seinen Stamm, … die Äste, … die Blätter …

Ist es vielleicht ein Obstbaum, der Früchte trägt? …

Verabschieden Sie sich langsam vom Sommer. …

Stellen Sie sich den Herbst vor, … Es wird langsam etwas kälter. …

Es gibt heftige Winde, … die die Blätter durchwehen, die den Baum seine festen Wurzeln spüren lassen, die ihm sicheren Halt geben …

Die Blätter fangen an zu welken, sie werden langsam gelb und dann braun.

Der Wind weht vereinzelt Blätter ab … Schauen Sie wie sie vom Baum herunterfallen …

Wie sie rings um den Baum herumliegen. … Wie sieht dieser Baum aus? …

Sein Stamm, … die Äste, … die Blätter. …

Wie ist das Wetter'? … Schauen Sie sich die Landschaft um den Baum herum an …

Verabschieden Sie sich nun langsam vom Herbst …

Stellen Sie sich nun den Winter vor. …

Den Schnee, … die Kälte, … den Baum im Winter. …

Seinen Stamm, … die Rinde, … die Äste, …

Den kalten Wind, … den Schnee, … das Eis. …

Sehen Sie zum Himmel, wie sieht er aus? …

Wie ist die Landschaft um den Baum herum? …

Verabschieden Sie sich nun langsam vom Winter. …

Durchlaufen Sie diese Jahreszeiten noch einmal in Ihrem Tempo, allein für sich. …

Fangen Sie wieder beim Frühling an und verweilen Sie bei der Jahreszeit, die für Sie besonders angenehm war).

Kommen Sie jetzt langsam zum Ende … Spüren Sie Ihren Atem …

Atmen Sie einige Male tief ein. …

Nehmen Sie den Raum in Ihrer Vorstellung wahr. …

Lassen Sie die Augen weiterhin zu und bewegen Sie sich. … Strecken Sie die Beine. … Strecken Sie die Arme. …

Räkeln und strecken Sie sich. …

Kommen Sie jetzt hier in den Raum zurück, und öffnen Sie langsam die Augen. …

Quelle:

H. P. Rehfisch; Basler H.-D.; Seemann H. (1989) Psychologische Schmerzbehandlung bei Rheuma. Springer Verlag, S. 130 ff. Mit freundlicher Genehmigung von Springer Science + Business Media.

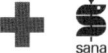

**Krankenhaus
vom Roten Kreuz**

**Schlafmedizinisches Zentrum
Stuttgart**

Name des Patienten:

Fragebogen zum Schlafverhalten

Bitte beantworten Sie die nachfolgenden Fragen so umfangreich wie möglich. Bei
den Fragen zu Ihrem Schlafverhalten beziehen Sie sich bitte auf den Zeitraum der
vergangenen vier Wochen:

einweisender Arzt : ....   Datum : ....

Hausarzt : ....

	nie	selten	gelegentlich	oft	sehr oft
Sind Sie tagsüber müde?	☐	☐	☐	☐	☐
Schlafen Sie tagsüber spontan ein ?	☐	☐	☐	☐	☐
Fällt es Ihnen schwer, lange konzentriert zu bleiben?	☐	☐	☐	☐	☐
Fühlen Sie sich in letzter Zeit in Ihrer Leistungsfähigkeit eingeschränkt?	☐	☐	☐	☐	☐
Schlafen Sie abends spät ein?	☐	☐	☐	☐	☐
Wachen Sie mitten in der Nacht auf?	☐	☐	☐	☐	☐
Wachen Sie früher als gewöhnlich auf ohne wieder einzuschlafen?	☐	☐	☐	☐	☐
Wachen Sie plötzlich nachts auf mit dem Gefühl, Atemnot zu haben?	☐	☐	☐	☐	☐
Schrecken Sie nachts auf und haben das Gefühl, dass Sie kurz vorher im Schlaf keine Luft bekamen?	☐	☐	☐	☐	☐

	nie	selten	gelegentlich	oft	sehr oft
Spüren Sie nachts eine oder mehrere der folgenden Beschwerden ?					
• Herzstolpern/Herzrasen	☐	☐	☐	☐	☐
• Nassgeschwitztsein	☐	☐	☐	☐	☐
• Atemnot/Erstickungsgefühl	☐	☐	☐	☐	☐
• Kopfschmerzen	☐	☐	☐	☐	☐
• längere Hustenanfälle/trockener Reizhusten	☐	☐	☐	☐	☐
• lang-anhaltender Druck oder Beklemmung in Brust- oder Bauchraum	☐	☐	☐	☐	☐
Erwachen Sie morgens frisch und erholt?	☐	☐	☐	☐	☐
Sind Ihre Beine abends angeschwollen?	☐	☐	☐	☐	☐
Fühlen Sie sich am Morgen schlapp, wie gerädert?	☐	☐	☐	☐	☐
Haben Sie morgens Kopfschmerzen?	☐	☐	☐	☐	☐
Schnarchen Sie laut und unregelmäßig?	☐	☐	☐	☐	☐
Hat ein Außenstehender bemerkt, dass Sie „Aussetzer" beim Schnarchen haben?	☐	☐	☐	☐	☐
Leiden Sie nachts unter:					
• körperlichen Problemen	☐	☐	☐	☐	☐
• psychischen Problemen	☐	☐	☐	☐	☐
• sozialen Problemen (Arbeitsleben)	☐	☐	☐	☐	☐
• Schicht- oder Nachtarbeit	☐	☐	☐	☐	☐
• Lärm / Geräusche	☐	☐	☐	☐	☐
• Aufregung / Nervosität	☐	☐	☐	☐	☐

Müssen Sie nachts Wasser lassen?

nie	selten (0- bis 1-mal)	gelegentlich (bis 3-mal)	oft (bis 5-mal)	sehr oft (über 5-mal)

Wie lange benötigen Sie um einzuschlafen, wenn Sie zu Bett gehen?

0 Minuten	5 Minuten	5 bis 15 Minuten	15 bis 60 Minuten	mehrere Stunden

Wie lange würden Sie gerne schlafen?

4 Stunden	6 Stunden	8 Stunden	Mehr als 8 Stunden	einfach durch

Wie lange glauben Sie, schlafen Sie tatsächlich in einer durchschnittlichen Nacht?

Gar nicht	0 bis 2 Stunden	2 bis 4 Stunden	4 bis 6 Stunden	8 und mehr Std.

Leiden Sie nachts an Bewegungsunruhe in Beinen, Armen oder Rücken?

kenne ich nicht	kommt vor, hindert aber nicht das Einschlafen	hindert das Einschlafen	weckt mich aus dem Schlaf	tritt tagsüber in ruhigen Situationen auf

Rauchen Sie?

nie	nicht jeden Tag	bis 1/2 Packung Zigaretten am Tag	bis 1 Packung Zigaretten am Zag	......Packungen Zigaretten am Tag

Trinken Sie Alkohol?

nie	nur bei seltenen Gelegenheiten	1- bis 2-mal die Woche	einmal täglich	mehrfach täglich

Bitte tragen Sie an dieser Stelle noch Ihre aktuelle Medikation ein

Medikament	Morgens	Mittags	Abends
(z.B. ASS 100)	1	0	0

Raum für Ergänzungen:

Vielen dank für Ihre Mitarbeit!

Ihr Schlaflaborteam

Quelle:

© Pneumologisch-Neurologisches-Zentrum (PNZ) GmbH am Krankenhaus vom Roten Kreuz Bad Cannstatt GmbH, Ärztlicher Leiter: Burkhard Hofmann.

Literatur

Literaturempfehlungen für Patienten

Backhaus, J., Riemann, D. (1996): Schlafstörungen bewältigen. Informationen und Anleitungen zur Selbsthilfe. Belz, Weinheim

Degen, R. (1997): Der kleine Schlaf zwischendurch. Rowohlt, Reinbek

Fricke, L. (2006): Entspannungsübungen bei Schlafstörungen für Kinder und Jugendliche (Audio CD). Hogrefe-Verlag, Weinheim

Hobson, J. A. (1998): Schlaf: Gehirnaktivität im Ruhezustand. Spektrum der Wissenschaft, Heidelberg

Hohagen F. (1993): Schlafstörungen. Wort & Bild

Müller, T.; Paterok, B. (2010): Schlaf erfolgreich trainieren: Ein Ratgeber zur Selbsthilfe. Hogrefe-Verlag, Weinheim

Stiftung Warentest (1994): fit durch gesunden Schlaf

Zulley J. (2008): Mein Buch vom guten Schlaf. Zabert Sandmann, München

Literaturempfehlungen für Therapeuten

AWMF S3-Leitlinie «Nicht erholsamer Schlaf» (2009) unter Leitung der Deutschen Gesellschaft für Schlafforschung und Schlafmedizin DGSM, AWMF-Register Nr. 063/001

Backhaus, J., Riemann D. (1999): Schlafstörungen. Hogrefe, Göttingen

Berger, M. (Hrsg.) (1992): Handbuch des normalen und gestörten Schlafs. Springer, Berlin,Heidelberg

Hajak, G. (2013): Insomnie: Schlaflosigkeit Ursachen, Symptomatik und Therapie. Springer Verlag, Heidelberg

Morin, C. M. (1993): Insomnia: Psychological assessment and management. Guilford Press

Schramm, E., Riemann, D. (Hrsg) (1995): Internationale Klassifikation der Schlafstörungen (ICSD). Beltz, Weinheim

Schulz, H. (Hrsg.) (1997): Kompendium Schlafmedizin. ecomed, Landsberg/Lech

Steinberg, R., Weeß H.G., Landwehr, R. (2000): Schlafmedizin: Grundlagen und Praxis, Uni-Med, Bremen

Stuck, B. A.; Maurer, J. T.; Schredl, M.; Weeß, H-G. (2013): Praxis der Schlafmedizin. Springer Verlag, Heidelberg

Sturm, A.; Clarenbach, P. (1997): Schlafstörungen. Checklisten der aktuellen Medizin. Thieme, Stuttgart

Therapiemanuale für Psychotherapeuten

Crönlein, T. (2013): Primäre Insomnie – Ein Gruppentherapieprogramm für den stationären Bereich. Hogrefe Verlag, Weinheim

Fricke, L.; Lehmkuhl, G. (2006): Schlafstörungen im Kindes- und Jugendalter: Ein Therapiemanual für die Praxis. Hogrefe Verlag, Weinheim

Müller, T.; Paterok B. (2010): Schlaftraining: Ein Therapiemanual zur Behandlung von Schlafstörungen. Hogrefe, Göttingen

Riemann, D.; Backhaus, J. (1996): Behandlung von Schlafstörungen. PVU-Beltz, Weinheim

Thünker, J.; Pietrowsky, J. (2010): Alpträume: Ein Therapiemanual. Hogrefe Verlag, Weinheim

Selbsthilfegruppen, die im Forum Selbsthil-
fegruppen der DGSM organisiert sind

Bundesverband Schlafapnoe Deutschland (BSD) e. V.
Vorsitzender Werner Waldmann
Panoramastr. 6, 73760 Ostfildern bei Stuttgart
Tel. 0176-36868966
Fax 0711-4599495
E-Mail: Sprecher@bsd-web.de
Internet: http://www.bsd-web.de

RLS e. V. Deutsche Restless Legs Vereinigung
Schäufeleinstr. 35, 80687 München
Tel.: (089) 55028880
Fax: (089) 55028881
E-Mail: RLS_eV@t-online.de
Internet: http://www.restless-legs.org

Deutsche Narkolepsie-Gesellschaft e. V.
Bundesverband (DNG)
Wilhelmshöher Allee 286, 34131 Kassel
Tel. (0561) 40090704
Fax (0561) 40090706
E-Mail: DNG-Geschaeftsstelle@t-online.de
Internet: http://www.dng-ev.org/

VdK-Fachverband Schlafapnoe/Chronische Schlafstörungen
Sprecher: Reinhard Müller
Wurzerstraße 4a, 53175 Bonn
Tel. 02 28/8 20 93-0
Fax 02 28/8 20 93-46
E-Mail: info@vdk-schlafapnoe.de
Internet: http://www.vdk-schlafapnoe.de /

Hilfreiche Internetadressen

http://www.charite.de/dgsm/dgsm/
Seite der Charite und der DGSM

http://www.schlafgestoert.de/
Dr. Tilmann Müller, Dr. Beate Paterok, Prof. Dr. Becker-Carus

http://www.lrz-muenchen.de/~schlafzentrum/klassifi.htm
M. H. Wiegand: Klassifikation von Schlafstörungen

http://www.lrz-muenchen.de/~schlafzentrum/diffhaj.htm
G. Hajak: Differentialdiagnostik der Insomnie

http://www.lrz-muenchen.de/~schlafzentrum/nmedhaj.htm
G. Hajak: Nichtmedikamentöse Therapie der Insomnie

http://www.lrz-muenchen.de/~schlafzentrum/lette8.htm
Michael Wiegend: Schlafstörungen bei psychischen Erkrankungen

http://www.dgsm.de
Deutsche Gesellschaft für Schlafforschung und Schlafmedizin (DGSM)

http://www.selbsthilfenetz.de/
Selbsthilfegruppe chronische Ein- und Durchschlafstörungen

http://www.selbsthilfe-insomnie.de
Selbsthilfegruppe Insomnie–Berlin

http://www.charite.de/dgsm/dgsm/schlaflabore.php?language=german
Liste der von der DGSM anerkannten SchlafmedizinischenZentren

http://www.dags.de/
Deutsche Akademie für Gesundheit und Schlaf (DAGS)

http://www.narcolepsy.ch/
Schweizerische Narkolepsiegesellschaft

http://www.dng-ev.org/
Deutsche Narkolepsie-Gesellschaft e. V.

http://www.narkolepsie.eu/
Ein Portal und Internet-Selbsthilfegruppe zum Thema Narkolepsie

http://www.restless-legs.org/
Deutsche Restless Legs Vereinigung

http://www.restless-legs.ch/
Informationen zum Restless-Legs-Syndrom

http://www.rls-unruhige-beine.de
Selbsthilfe Unruhige Beine e. V.

http://www.vdk.de/fachverband-schlafapnoe/
VDK: Fachverband Schlafapnoe und chronische Schlafstörungen

http://www.schlafapnoe-online.de/
Schlafapnoe e.V

http://www.schlaflos-im-muensterland.de
Selbsthilfe Schlafapnoe – Chronische Schlafstörungen e. V. im Kreis
Steinfurt

http://www.bsd-web.de/
Bundesverband Schlafapnoe Deutschland BSD e.V

http://www.bsd-web.de/screeningpraxen.html
Suchmöglichkeit nach Arztpraxen, die ein Schlafapnoe-Screening
durchführen

http://www.lrz-muenchen.de/~schlafzentrum/
Internetseite des Schlaflabors München: Seriöse Infos rund um das
Thema Schlaf und Schlafstörungen

Hinweis

Die Informationen im Internet unterliegen einem ständigen Wechsel.
Die angegebenen Adressen stellen den Stand von Mai 2013 dar.

Verzeichnis der Abbildungen/Tabellen

Abbildung 1   Morgen- und Abendtyp
Abbildung 2   Schläfrigkeit im Tagesverlauf: Zeitpunkte historischer
              Katastrophen
Abbildung 3   Zirkadiane Hormonsekretion eines gesunden 25-jährigen
              Mannes
Abbildung 4   Schlaf-Wach-Rhythmik in verschiedenen Altersgruppen
Abbildung 5   Proband im Schlaflabor
Abbildung 6   Idealisiertes Schlafprofil eines gesunden Menschen
Abbildung 7   Störungsspezifische Psychotherapie der Insomnie
Abbildung 8   Lernprozess des Schlafens
Abbildung 9   Teufelskreis der Schlafstörungen
Abbildung 10 Gewöhnungs- und Absetzeffekte von Schlafmedikamenten

Tabelle 1   Schlafstadien bei Erwachsenen
Tabelle 2   Schlafzeiten von Kindern bezogen auf die Lebensmonate und
             -jahre
Tabelle 3   Insomnie-induzierende Medikamente (Auswahl)
Tabelle 4   Traumtypen
Tabelle 5   Körperliche Erkrankungen, die Einfluss auf den Schlaf haben
Tabelle 6   Medikamente mit Wirkung auf das Gehirn, die den Schlaf
             stören können
Tabelle 7   Ursachen von Schlafstörungen bei psychischen Erkrankungen
Tabelle 8   Auffälligkeiten des Schlafs bei psychischen Störungen
Tabelle 9   Diagnostisches Vorgehen bei chronischen Schlafstörungen
Tabelle 10   Mythen und Tatsachen der Schlafregulation
Tabelle 11   Koffeingehalt einzelner Getränke und Genussmittel
Tabelle 12   Denkmuster, die Schlafstörungen fördern
Tabelle 13   Systematisches Problemlösen
Tabelle 14   Allgemeine Hinweise zur Einnahme von Schlafmedikamenten
Tabelle 15   Medikamente zur Behandlung von Schlafstörungen
Tabelle 16   Liste der Schlafmedikamente (Wirkstoffe und Handelsnamen)

Register

A
Aktivität, körperliche 106
Albträume 61
– Therapie 131
Alkohol 57, 76, 105
Angsterkrankungen 79
Anorexia nervosa 80
Antidepressiva 56, 147
Antihistaminika 150
Autogenes Training 123

B
Baldrian 148
Beinbewegungen, periodische 57
Benzodiazepine 56, 57, 145
Biofeedback 123
Bulimie 80
Burn-out-Syndrom 49

C
Chloralhydrat 150
Chronic Fatigue-Syndrom 72
Chronobiologie 14, 16
Chronotypen 14
Cortisol 23

D
Demenz 78
Depression 27, 36, 58, 75, 82

E
Einschlafritual 107
Entspannungsverfahren 127
Erkrankungen
– organische 72
– psychische 75
Essstörungen 80

F
Fantasiereisen 127

G
Gedächtnis 40
– deklaratives 41
– prozedurales 41
Gedächtnisbildung 41

H
Halluzinationen 66
Hormone 22
Hormonstörungen 52
Hypersomnie 11
– idiopathische 70
– primäre 64
Hypnotika 77

I
Imagery Rehearsal Therapy 131
Immunsystem 24
Incodierung 41
Insomnie, primäre 11, 47

J
Jetlag, sozialer 16, 19
Jetlag-Syndrom 60
Johanniskraut 149

K
Kataplexie 65
Koffein 105
Kognitionen 113
Kognitive Therapie 113
– präventive Techniken 116
Konditionierung 103
körperliche Krankheiten 51

L
Lernprozess des Schlafens 109

M
Mahlzeiten 106
Medienkonsum 33

Meditation 125
Melatonin 23, 25, 149
Mittagsschlaf 105
Morbus Parkinson 53
Muskelentspannung, progressive 121

N
Narkolepsie 68
Neurofeedback 124
Neuroleptika 147
Night-Eating-Syndrom 108
Non-REM-Schlaf 21

P
Parasomnien 11, 61
Pavor nocturnus 62
Persönlichkeitsstörungen 81
Psychosen 77
Psychotherapie, störungsspezifische 100

Q
Qui Gong 126

R
Rebound-Insomnie 77
Regeln der Schlafhygiene 109
Regeln zur Stimuluskontrolle 112
REM-Schlaf 19
Restless-legs-Syndrom 52, 69, 72
Rhythmus, ultradianer 19
Ruhebilder 128

S
Schlaf
    Funktion des 24
Schlafapnoe-Syndrom 53, 58
Schlafeffizienz 129
Schlafentzug 26
Schlaf, gesunder 101
Schlafhygiene 104
Schlafmedikamente 146, 151, 152
– Hinweise 140
– Überhang 144

Schlafmittel, biologische 149
Schlafregulation 101, 102
Schlafrestriktion 131
Schlafstadien 20
Schlafstörung
– im Kindesalter 31
Schlafstörungen
– Folgen 73
– Häufigkeit 45
Schlafumgebung 107
Schlafwandeln 63
Schmerzstörung, chronische 85
Somnambulismus *siehe Schlafwandeln*
Stimulantien 77
Stimuluskontrolle 102
Störungen des Schlaf-Wach-Rhythmus 60
Stress 48
Suchterkrankungen 76
Sun-down-Syndrom 78
Syndrom der verzögerten Schlafphase 60

T
Tag-Nacht-Rhythmus 14
Tai Chi 126
Techniken, kognitive 119
Testosteron 24
Tinnitus 84
Träume 37
Traumforschung 38
Traumtypen 39

U
Umstrukturierung, kognitive 117

W
Wachstumshormon 22
Warnsymptom 87

Y
Yoga 125

Z
Zwangsstörungen 82